わが家の漢方百科

東海大学医学部教授
新井　信

東海大学医学部付属大磯病院
髙士将典（つぼ監修）

Wagaya no KAMPO Hyakka

MAKOTO ARAI
MASANORI TAKASHI

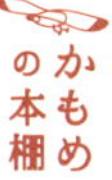

プロローグ

小学校6年生のとき、『10年後の私』という文集に「漢方の魔術師になっているだろう」と書いたと記憶しています。それくらい腕のよい漢方の臨床医になりたいというのが、子どものころからの夢だったのでしょう。

私は少し変わった経歴を持っています。生家は父が薬剤師として漢方も扱う薬局で、幼いころから漢方薬に囲まれて育ちました。薬学部を卒業すると、臨床に携わる者としてしっかりと医学を勉強したいという思いから、医学部を再受験。卒業後は消化器内科を専攻しましたが、やはり自分の道を決めたのは「漢方の魔術師」への憧れでした。現在は東海大学医学部専門診療学系漢方医学で専任教員として漢方の教育や研究、普及に取り組みながら、同大学医学部付属病院東洋医学科で漢方外来を担当しています。

医学部付属病院では、漢方のみならず西洋医学も含めた総合的視点に基づく診療をしています。私自身、漢方専門医であると同時に総合内科専門医でもあり、私と一緒に漢方外来を担当している医師たちも、それぞれが西洋医学の専門領域の専門医であり、そのうえで漢方を実践しています。ですから、常に西洋医学と漢方の両方の視点から患者さんを診察し、漢方治療だけでなく、必要に応じて血液検査や画像検査、さらに専門的な診断治療が必要な患者さんには積極的に他の診療科を紹介しています。これは大学病院における高度な最先端医療の中に伝統的な漢方治療を組み込むという、まさに東西両医学の融合であり、私はこれを「日本型統合医療」と称しています。

西洋医学と漢方のどちらか一方を選択するのではなく、患者さんの多様化するニーズに応え、限られた病気や病変部のみならず、患者さん全体を対象に医療を提供する——。

こうした日本型の統合医療をより多くの人に知ってもらおうと、私は東海大学医学部に着任した2005年から、医学部付属大磯病院の高士将典鍼灸師と一緒に地域住民を対象にした「漢方教室」を年4回、3カ月ごとに開催してきました。毎回タイムリーなテーマを決め、私が漢方の立場から、髙士鍼灸師が鍼灸の立場から、その考え方や治療について質疑応答も含め1時間30分という時間枠でお話ししています。これまでに47回、延べ3000人近くが受講しただけでなく、毎回、活発に質問もあります（2017年1月現在）。これほど多くの人が西洋医学にとどまらず東洋医学を用いての健康づくりや病気の治療に関心を持っていることは、私たちにとって何事にも代えがたい喜びとなり、やりがいになっています。

本書は、これまでの漢方教室で紹介した内容を、病態や症状、目指す健康状態によって分類し、場合によっては西洋医学の見方を補足するなどして、大幅に解説を加えたものです。最も大きな特徴は、漢方教室と同様にさまざまな症例について、漢方と鍼灸の双方からのアプローチを紹介していることです。

『わが家の漢方百科』というタイトルには、漢方を身近なものとして日常生活に取り入れてほしいという願いを込め、「一家に一冊」を合言葉に編集を進めました。漢方の診療では患者さんを悩ませている最も不快な自覚症状は何かという点に着目することから、読者の皆さんの日常に役立つよう代表的な症例は目次を見れば一目瞭然でわかるようにし、該当する項目にはさらに体質や体調ごとにどのような漢方薬を用いればよいのか代表的なものを表示し、コンパクトにまとめています。巻末には漢方薬の索引を設け、その漢方薬がどのような症例に処方されるのか、逆引きもできるようにしてあります。

したがって、「こんな症状のときはここ」という読み方もできますし、日本独自の伝統医学体系である「漢方」の入門書として、また、大学病院ならではの西洋医学と漢方の連携プレーの最前線を知る読み物としても、大いに読者のニーズに応えるものと思います。

本書によって、多くの読者の皆さんに漢方と鍼灸をもっと知ってもらい、病気にかからず、こころもからだも健康で楽しい日常生活を送れることを切に願うものです。

Contents
目次

Chapter 4
おなかのトラブル 093

Chapter 6 女性のつらい症状を改善する　205

Chapter 8 知っておきたい漢方薬の副作用 314

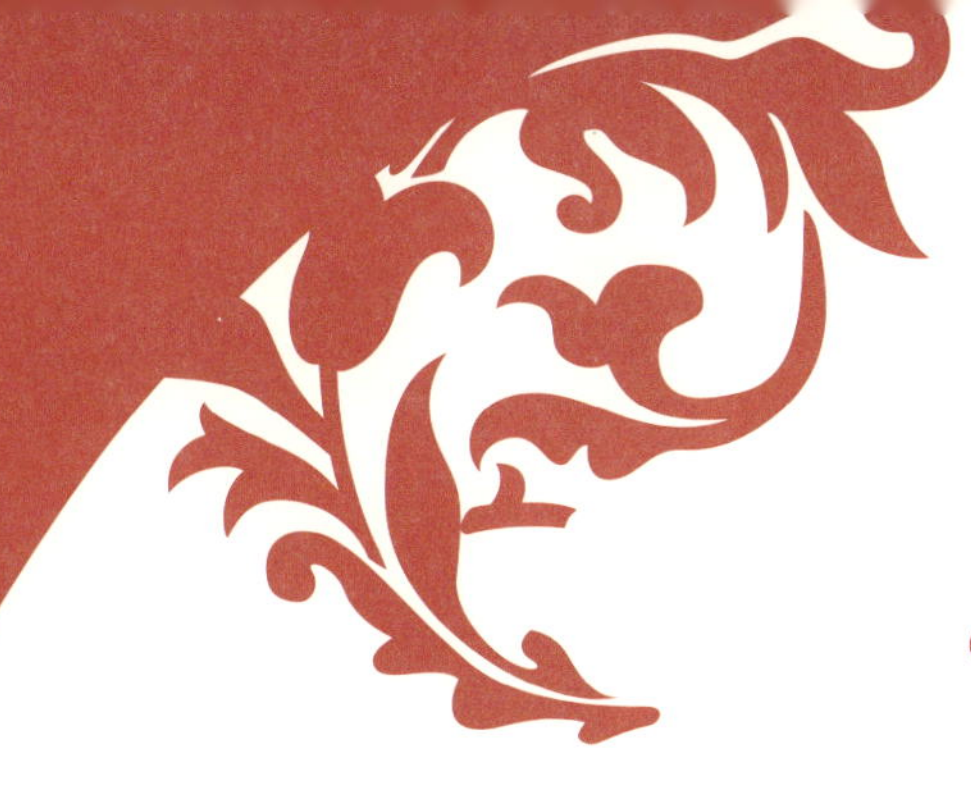

Chapter 1

漢方って何だろう？

最近は、ちょっと大きなドラッグストアでも漢方薬を並べるようになり、今や「漢方」という言葉を知らない人はほとんどいないでしょう。

では、漢方とはどのようなものなのでしょう。あいまいなイメージはあっても、その実体を知っている人は、あまり多くはないのではないでしょうか。

この章では、漢方の基礎となる考え方など、知っておけば治療に役立つ「漢方のそもそも」を紹介します。深遠な漢方の世界への入門として楽しんでいただければと思います。

日本独自の伝統医学

漢方の原型はおよそ2000年前の中国（後漢の時代）にさかのぼることができます。簡単に歴史をひもといておきましょう。

日本に古代中国医学が初めて伝わったのは、奈良正倉院の薬物にみるように、5～6世紀のことです。室町時代になると、中国医学は本格的に日本に流入し、それが江戸時代の鎖国状態を通して日本独自の医学へと発展を遂げました。「漢方」は、江戸時代にオランダからもたらされた西洋医学である「蘭方」と区別して、中国（漢）由来の医学という意味で名づけられたもの。

意外に思われるかもしれませんが、漢方は日本で発展した独自の伝統医学なのです。

ちなみに、古代中国に共通の起源をもつ東アジアの伝統医学には、日本の漢方のほかに中国における中医学、韓国における韓医学などがあります。いずれもルーツは同じものの、互いに別の道を歩んだ結果、現在ではその考え方や制度が大きく異なっています。特に免許制度に関しては、日本では中国や韓国のような伝統医学の免許はなく、医師免許と一本化されていることが大きな特徴です。これは、西洋医学を学んだ医師あるいは薬剤師だけが漢方治療に携わることができるということを意味しています。

このように日本の医療現場では、近代西洋医学と伝統医学である漢方を統合した「日本型の統合医療」が提供されています。また、患者さんの側に立った特徴として、保険医療制度の中で西洋医学治療と同時に漢方治療が受けられること、漢方薬を服用しやすい状態にしたエキス剤が広く普及していること、エキス剤による治療も生薬による治療も健康保険で取り扱われること、などが挙げられます。

治療はパターン認識で

個人の症状や体質を重視する漢方では、体質や体型、抵抗力、自覚症状などの個人差に着目して漢方的診断である「証(しょう)」を見極め、治療の方向性を決めます。

証の定義に関しては議論の多いところですが、「パターン」と解釈するとわかりやすいでしょう。オーダーメードの洋服を仕立てる際に使う型紙のこともパターンといいますが、漢方の証もいわば独特の物差しで測ってつくったその人専用の型紙。その型紙(証)を用いて仕立てた服が、処方された漢方薬にあたります。

証にはさまざまな使い方があるため、これを理解するためには、以下の3

つの場合に分けると考えやすいと思います。

【体質と病態の証】

これは、患者さんの体質や病態を把握するために、漢方独特の指標を駆使して大まかに分類するものです。たとえば、骨太の体格で体力があれば実証、やせて虚弱な体質であれば虚証と考えます（28ページ参照）。また、月経周期に関連した症候パターンは瘀血、むくんでいれば水毒（33ページ参照）と解釈します。

【生薬の証】

生薬の用い方にもそれぞれパターンがあります。附子（ぶし）という生薬はからだの新陳代謝を盛んにして熱をつくります。ですから、からだが冷えきって悪寒がするような状態は**附子**の適応病態だと考えます。

【処方の証】

たとえば、かぜのひき始めによく用いられる**葛根湯**（かっこんとう）の場合、〝葛根湯証〟とは**葛根湯**を用いるべき症候のパターン、あるいは適応病態ということになります。体質が実証で、寒気がして喉や関節が痛み、首のうしろが凝っている状態です。

このように漢方治療では病態をパターンで認識します。パターンですから、もちろんすべての症候がそろう必要はありません。実際にはいくつかの重要な症候が合致していることをみつけて証を判断します。そして、その時点で目の前の患者さんに最も適切な処方を決定するのです。もし、その処方が患者さんにとって無効であれば、再度、証を考え直すことになります。

漢方の処方はあくまでもその人に合わせたものですから、たとえ西洋医学的な病名は同じでも、証が違えば異なる漢方薬を処方します。逆に病名が違っても、証が同じであれば同じ漢方薬が処方されることがあります。

基本となる考え方

古代の中国に源流を持つ漢方は、中国の古代思想の影響を色濃く反映しています。漢方を理解するために役立つものを簡単に紹介しましょう。

自然哲学の思想

まず重要なのは、自然哲学の思想です。これは、私たちを取り巻く宇宙に存在するあらゆる事象をすべて自然現象として説明しようとするもので、大宇宙（マクロコスモス）である自然現象によって、小宇宙（ミクロコスモス）であるからだが支配されるという思想です。

漢方では病人を診察するときによく「陰陽」という考え方を応用しますが、これももともとは森羅万象、宇宙のありとあらゆる事物の原理について、陰と陽の対極に分けて考えるというものです。この考え方に基づき、漢方では病気すらもさまざまな自然現象の延長上に位置づけられるのです。

個人の体質を重視する

個人の症状や体質を特に重視するのも漢方の特徴です。学級閉鎖のように同じ集団で何人もが同時にかぜをひいた場合を考えてみましょう。西洋医学では原因を何らかのウイルスや細菌の感染であると診断すると、ほぼ一律に同じ薬を処方し治療します。しかし、一見同じようにみえるかぜであっても、鼻水や咳、高熱や喉の痛みなど、症状は人それぞれの場合もあり、中には全く症状の出ない人もいます。そうなると、かぜの原因をウイルスや細菌など外部からアタックしてくるものだけに着目したのでは不十分です。

そこで、漢方ではあらわれた症状の原因を、寒さや湿気などの外部の原因だけでなく、個人の内部環境である体質にも求めます。同じウイルスによるかぜであっても、抵抗力のある体質や体調であればかからず、あるいは軽症ですむ。逆に、弱ければ重症になるというわけです。

このように、西洋医学が普遍性を追求するのに対して、漢方では特殊性を尊重し、個々の事情を重んじます。たとえば、ある病気に対する特効薬で9割の人が快方に向かったとしても、治らない1割の人にとってはその薬は役に立ちません。

治療は〝望遠レンズ〟で

これらの考え方は、漢方の治療に如実にあらわれます。西洋医学の場合、からだの悪い部分を見つけ、薬物でコントロールしたり外科的に切除したりすることで治療しようとします。からだの部位や臓器、病変部の細胞や遺伝子などミクロなレベルで分析を進めていって不調の原因を究明するため、着目するのは主に病変部や検査異常であり、病んだ人間そのものではありません。

それに対して漢方では、局所的な症状だけではなく、病気をからだ全体の中のバランスの乱れとして捉えようと考えます。「漢方はバランスの医学」といわれるゆえんです。

ただし、漢方もときには西洋医学のように局所をターゲットにして治療することもあります。写真を撮るときに、被写体にカメラを近づけて局所を拡大してみたり、遠くから望遠レンズで全体を写そうとしたりするでしょう。それと同じように、漢方では病態を把握するときに、あるときは局所で考え、それで改善しなければレンズを引くように全体のバランスで考えます。

「心身一如（しんしんいちにょ）」で考える

漢方ではまた、こころもからだも同じ次元で考えます。

西洋医学はもともと、こころとからだは別物という心身二元論の考え方に立脚して発展してきました。近年はようやく心身医学という新しい分野が生まれ、心の問題がからだに影響を与えることで発病する心身症などに対する理解が進んできましたが、それでも多くの場合は胃が痛ければ痛み止めや胃薬で対処し、初めから「言いたいことを言わずに我慢している」などの心理的な背景があるとは考えません。

一方、漢方では昔からこころとからだの相関関係を「心身一如」という考え方で説明してきました。これも漢方の考え方の根底にある重要なもので、こころの問題とからだの症状とを区別せずに同じ次元で捉え、治療しようというものです。心身ともに健やかであって初めて健康であると考える漢方では、こころとからだの関連をあえて意識せず同じ次元で考えるのです。

病態を把握する独特の物差し

漢方の原型が生まれた2000年前には、当然ながら体温計や血圧計など今日のような医療機器はありません。ですから、漢方はこれらに頼らないで診断と治療ができるシステムを構築し、長い時間を経て経験知を積み上げてきました。

漢方には病態を把握するために独特の物差しがあります。陰陽（いんよう）、虚実（きょじつ）、寒熱（かんねつ）、表裏（ひょうり）の4つのペアを組み合わせた8つの概念で、「八綱（はっこう）」と呼ばれるものです。陰陽は、虚実や寒熱を包括した上位の概念ですが、臨床に即してごく簡単に説明すると、以下のようになります。

陰陽（いんよう）＝新陳代謝が低下している場合が陰、活発な場合が陽
虚実（きょじつ）＝体力や気力が不足している場合が虚、充満している場合が実
寒熱（かんねつ）＝温めると改善する冷えた病態が寒、冷やすと改善する病態が熱
表裏（ひょうり）＝部位を示す尺度で、からだ表面部分が表、身体内部（胃腸）が裏

陰陽

陰陽説とは、世の中すべての物質や現象を陰と陽の相反する2つの性質に

分けて把握し、認識しようとする考え方です。日常生活でも、「あの人は陽気な性格だ」とか「陰気くさい」など、よく耳にするでしょう。感覚的に、陽は明るい、温かい、積極的、開放的といったイメージで、逆に陰は暗い、寒い、消極的、閉鎖的などのイメージがあります。

人のからだにおいては、たとえば背と腹の関係は、人間が四つ足になって太陽が当たる背が陽、当たらない腹が陰ということになります。

このような考え方は、漢方治療においても重要です。全身的であれ局所的であれ、新陳代謝が低下した状態、非活動的で冷えている状態は陰証、反対に新陳代謝が活発で熱を帯び、活動的な状態を陽証と考えます。

陰と陽が偏った状態であらわれる代表的な症状をまとめると、以下のようになります。

陰＝冷えている。顔や患部が赤くなく蒼白で、症状が表にあらわれにくい。

新陳代謝が低下している。

陽＝熱がある。顔や患部が赤みを帯び、症状が表にあらわれやすい。新陳代謝が亢進している。

漢方ではこのような陰陽のバランスの崩れを病気の基本的な要因とみなし、治療は陰陽の調整にあると考えます。治療法も、陰証に対しては温め、陽証に対しては冷やすというように全く異なります。

漢方における陰陽の概念は絶対的なものではありません。たとえば、おじいさんはおばあさんと比べれば陽ですが、孫と比べれば陰であるように、常に何かと比較した相対的なものです。さらに、同じ明るさでも朝日は陽で夕日は陰のように、移り変わっていく過程でもあります。

虚実（きょじつ）

「空虚な心」「充実した生活」のように、「虚実」も普段からよく使う言葉です。虚は中身がなくて諸々のものが不足したイメージ、実は中身が詰まっていてあり余っているさまをあらわします。

漢方では全体的な体質の傾向をパターン（証）で考えます。実証とは、筋肉質でガッシリとした体格で、食べるのが速く食事を抜いても大丈夫、活動的で疲れにくいなどの特徴があります。それに対して虚証は、胃腸が弱く、疲れやすくて抵抗力がないといった傾向があります。とはいえ実際の臨床では、虚実が判然としない場合も少なくありません。

また、臨床の場合は病毒（病気のもととなる毒）の程度からも虚実をみます。その場合、実証は局所に病毒が詰まっていて、疼痛や発熱などの炎症が強い状態を指します。

寒熱

ちょっとかぜ気味というときに熱があるかないか、現代では体温計で一目瞭然です。ところが、漢方医学が成立したころは体温計など存在しませんから、判断するのは主に自覚症状であり、必ずしも実際の体温の高低ではありません。寒さや手足の冷えなどの自覚症状があるものを寒、逆に、暑さや手足の熱感、顔のほてりなどを感じるのが熱と判断します。寒には附子(ぶし)や乾姜(かんきょう)などのからだを温める作用がある漢方薬を、熱には逆に石膏(せっこう)や黄連(おうれん)などのからだを冷やす作用がある漢方薬を用います。

また、寒と判断されれば温性食物（275ページ参照）を摂取したり衣服で保温したり、熱と判断されれば冷水や涼風で冷やしたりといった日常生活での養生も大きな効果があります。

表裏(ひょうり)

これまで解説した陰陽、虚実、寒熱は病気そのものをみるための物差しですが、「表裏」は病気がからだのどの位置にあるのかを示すものです。表とは、からだの表層部である皮膚や皮下組織（からだの浅い部分にある筋肉も含む）、頭部、鼻、咽喉頭、四肢、関節などを指します。裏とは、からだの深部である消化管に相当します。

漢方でいう傷寒（感染症などで急に熱が出る病気）の考え方に従えば、一般に病邪は表から進入して裏へと進むと考えます。病気が表にあるものを表証、裏にあるものを裏証といい、ゾクゾクと悪寒がするものは表証、腹が痛んで下痢するものは裏証ということになります。これは、のちに説明する「六病位」（34ページ参照）を理解するときに不可欠な考え方です。

病態を把握するための手段

漢方では、病態を把握するための物差しも独特なら、病態を把握する手段にも特徴があります。それが、「気・血・水」「六病位」「五臓」という考え方で、それぞれに基づいたアプローチの方法があります。両者の違いは、たとえば旅行で東京から大阪まで行くときのことを考えていただくとわかりやすいと思います。陰陽、虚実、寒熱、表裏が、大阪の人口や広さ、観光地や旅先のグルメなどの特徴を知るためのものだとすると、この病態把握の手段は、大阪まで新幹線で行くのか、飛行機で行くのか、自動車で行くのかという交通手段のようなものと考えてよいでしょう。

気(き)・血(けつ)・水(すい)

漢方ではからだを維持する重要な構成要素として、「気・血・水」の3要素を想定しています。この3つがそれぞれ過不足なく、かつ満遍なくからだを循環し、バランスを保持していることが気・血・水の観点からみた健康な状態です。逆に、いずれかのバランスが崩れると病気になると考えます。

気・血・水とは、大まかに次のようなものです。

気＝生命活動を営む根源的なエネルギー。形がなくて働きだけがある。

血＝物質としての血液だけではなく、それに関連した機能や感情までも含んだ広範囲の概念。食物や大気から得た精気を全身に運搬する機能がある。異常をきたした血は、もはや正常な働きをしないばかりか、からだにとって有害となる。

水＝単に体液や水分だけではなく、それに関連した機能や感情までも含んだ幅広い概念。

以上のように、これらは実体というよりも漢方の治療のための仮想的な概念だと考えてよいでしょう。

バランスが崩れたときの症状と処方

健康なときは過不足なくからだ全体を循環し、調和を保っているはずの気・血・水ですが、バランスが崩れると不快な症状となってあらわれます。代表的な症状と処方を次のページの表に挙げておきましょう。思いあたる人も多いのではないでしょうか。

六病位（ろくびょうい）

「六病位」は、かぜをひいたときのことを想定するとわかりやすいと思います。かぜのひき始めは、くしゃみや喉の痛み、頭痛、悪寒などの症状があらわれます。これはからだに進入した病邪が、30ページで説明した「表裏」でいうところの表の部位にあることを示しています。

やがて、数日後には口の渇きと味覚の変化、さらに食欲低下などの症状があらわれます。これは病邪が表裏の裏

気・血・水の乱れの症状と処方

「気」の乱れ	気の量が不足した「気虚」（疲れやすい、だるい、気力の低下）→ 補中益気湯 気の流れが滞った「気うつ」（喉が詰まる感じ、息苦しい、腹部膨満、抑うつ、不安、不眠）→ 半夏厚朴湯 気が上がり頭部に偏向した「気逆」（イライラする、のぼせる、顔面紅潮）→ 苓桂朮甘湯
「血」の乱れ	血の量が不足した「血虚」（貧血、皮膚がカサカサする）→ 十全大補湯 血の流れが滞り分布が不均一になった「瘀血」→ 桂枝茯苓丸
「水」の乱れ	水の量や分布のバランスが崩れた「水毒」（口の渇き、尿量や発汗異常、浮腫、湿気や水分過多で悪化する頭痛やめまい → 五苓散

にあたる消化管へと進んでいったことを示しています。たいていは、この程度で快方に向かいますが、こじらせてしまうと高熱が続き、さらには便秘をしてうわごとを言うようになります。

六病位とは、このように外部から入った病邪がからだの表面から内部にまで侵入していく過程で、症状となってあらわれる状態を示したものです。

中国でおよそ2000年前に書かれた東洋医学の古典の一つである『傷寒論』では、病態について病気がからだの表面近くにある太陽病期、からだの少し内側に移って胃腸症状が出てくる少陽病期、病気が完全にからだの内側に入って高熱が続く陽明病期、高熱は出なくても腹が痛くなって下痢をする太陰病期、寒気が強く、からだが冷えてだるい少陰病期、さらに、全身が衰弱して起き上がることができず、もうろうとする厥陰病期という6つのステージに分類しており、それぞれのステージによって治療法も異なります。

このように、病気にも進行によるストーリーがあります。この考え方は、急性熱性疾患だけではなく、慢性疾患にも応用できることがあります。

五臓（ごぞう）

漢方では、「五行説（ごぎょうせつ）」という中国の古代思想を治療に応用することもあります。これは、万物の根源を木（もく）・火（か）・土（ど）・金（ごん）・水（すい）の5つの元素に分類し、世界のさまざまな現象をそれらの相互作用によって説明しようとするものです。この5つが互いに支配したりされたりして、バランスを保つと考えられています。

「土用の丑の日にはウナギを食べる」とは、昔ながらの夏ばて予防の知恵とされますが、この「土」は五行説に由来します。ちなみに春が木、夏が火、秋が金、冬は水というように五行は季節にも当てはめられています。

「あれ、土は？」ということになりますが、季節の変わり目の18日間が土用。「土用の丑の日」はウナギを食べる夏だけではなく、四季それぞれの間にあるのです。

五行に人体の働きを対応させたものが、肝・心・脾・肺・腎の五臓です。これは西洋医学でいう肝臓や心臓、肺などの臓器の働きとは異なり、より広い機能をあらわします。

表にあるように、臨床では、たとえば「肝」は目、筋、青、怒と関連していますから、目を血走らせて青スジを立て、筋肉をピクピクさせて怒っている人は「肝が高ぶっている」と考えます。そこで、興奮を鎮める処方である抑肝散(よくかんさん)を用いる、というように応用します。

五行説に基づく五臓の配当表

	五臓	五腑	五官	五主	五色	五味	五志	五声
木	肝	胆	目	筋	青	酸	怒	呼
火	心	小腸	舌	血脈	赤	苦	喜(笑)	笑
土	脾	胃	口	肌肉	黄	甘	思(慮)	歌
金	肺	大腸	鼻	皮毛	白	辛	悲(憂)	哭
水	腎臓	膀胱	耳	骨髄	黒	鹹	恐(驚)	呻

漢方と西洋医学の違い

「病気を治して健康な生活が送れるようにする」という最終的な目標は、漢方も西洋医学も共通です。しかし、それぞれの背景が異なっているため、病気に対する考え方や病人に対するアプローチの方法も根本的に違います。

たとえば茶筒を真上からみると円形にみえますが、真横からみると長方形にみえます。それと同じように、一人の患者さんに対して漢方というメガネを通してみるのと、西洋医学というメガネを通してみるのとでは、みえ方が全く違うのです。

漢方と鍼灸(しんきゅう)を中心に診療する東海大学医学部付属病院東洋医学科には、同病院の内科や精神科、ペインクリニックなどほかの診療科から紹介される患者さんや、ほかの病院やクリニックなどから紹介されてくる患者さん、また、漢方外来のホームページやパンフレットをみて来院する患者さんなど、多くの患者さんが訪れます。

比較的多いのは、女性と高齢者の患者さんです。西洋医学ではっきりとした診断がつかず的確な治療法が見つからないという場合に受診する患者さんも多く、その場合、漢方的なアプローチで診療してみたら意外と単純な処方で快方に向かい、治療の糸口が見つかることも少なくありません。

西洋医学のプロセスは、病態を調べて診断し、病名をつけてから治療を始めます。ですから、検査データに異常がないと診断がつかず、有効な手立てがないことがあります。これは医師の考え方に基づくアプローチといってよいでしょう。一方、漢方は、目の前の患者さんの自覚症状を主体に体質なども考慮しながら、どの漢方薬を用いれば体調がよくなるかを考える、いわば患者の訴えに基づくアプローチという立場をとります。つまり、診察、診断、処方の決定がひとまとまりになっているので、症状があれば必ずなんらかの打つ手があるのです。

ただし、漢方治療では効果が期待できなかったり、西洋医学治療のほうがよほど効果的であったりする病気もたくさんあります。また、病気によっては西洋医学と漢方を併用することで治療効果を高めたり、西洋医学の治療に伴う苦痛を小さくしたりできる場合もあります。

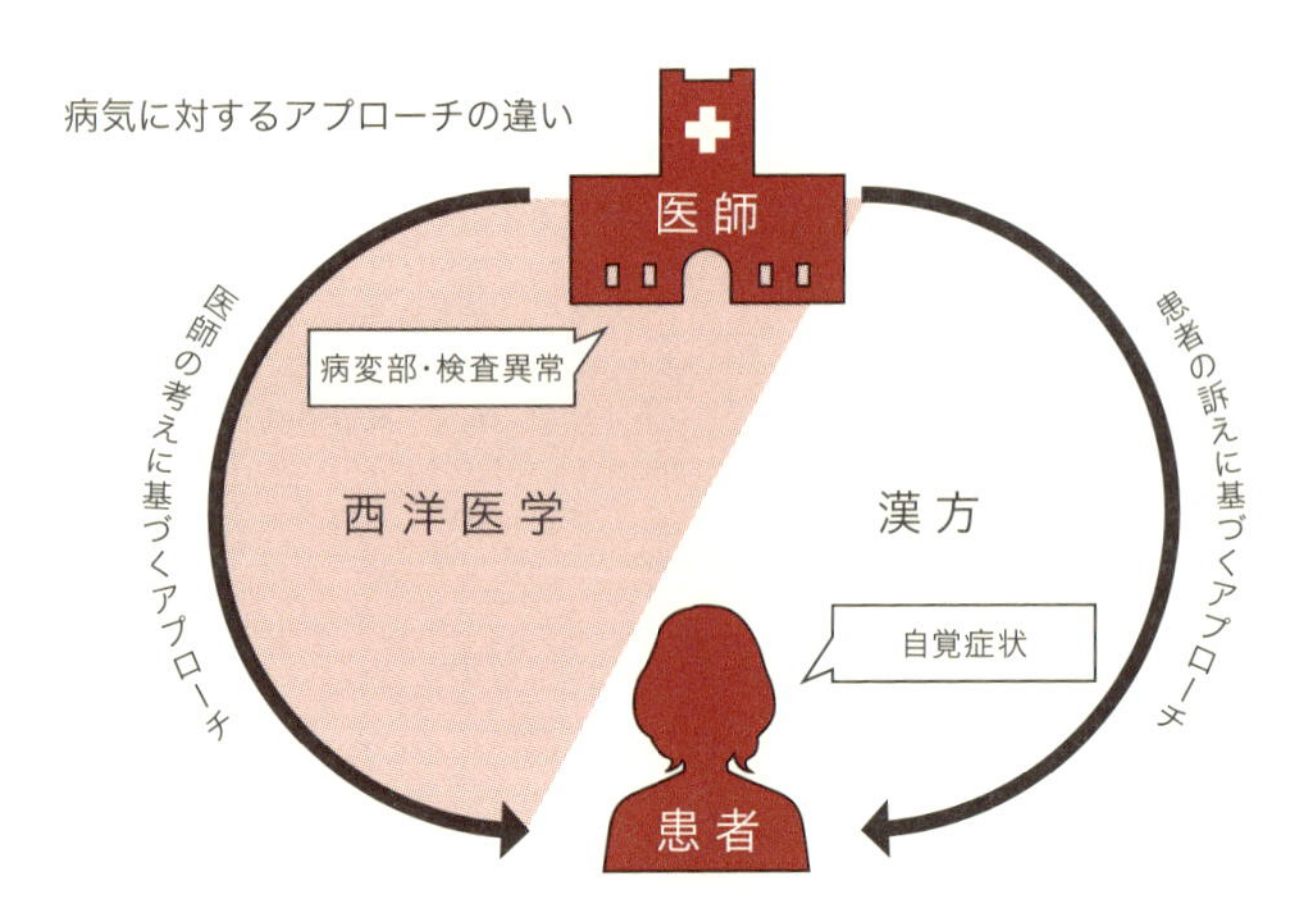

漢方治療の上手な受け方

西洋医学と診断治療体系が全く異なる漢方では、受診にもコツがあります。患者さんの主訴を重要に考える漢方の治療では、患者さんが積極的に治療に参加することが求められます。自らの心身の状態を自覚することで病気を積極的に治すことにもつながり、結果的に治療の効果が上がるのです。

漢方の診察ではまた、患者さんの顔色や皮膚の色艶、張りなども重要な情報。ですから、女性はなるべくお化粧はせず、できるだけ普段のままで受診することが大切です。舌の状態をみる舌診（ぜっしん）もありますから、診察直前に色のついたものを食べるのも避けましょう。

漢方治療で、あなたも変われる!

自覚症状の改善に優れた効果があること、病気の原因や病態が明らかでない場合でも治療が可能であること、期待していた症状以外の症状まで改善するなど、漢方治療のメリットはさまざまです。

漢方治療を受けることで本来持っている自然治癒力が高まり、体質が改善されます。気持ちも前向きになって精神的に安定し、健やかな生活が送れるようになります。これこそ、漢方の「心身一如」の考え方です。漢方治療によって、患者さんの生活の質の向上まで期待できるのです。

私は長年、漢方治療に携わっていますが、漢方治療で症状が改善した患者さんにはある特徴があると感じています。それは、治療を薬に頼りすぎることなく、自分の病気は自分で治そうと真剣に考えていることです。どのようなときに症状が悪くなるのか、冷静に観察するようになるのです。

ある日、慢性下痢を訴える中年の女性が受診に訪れました。よくよく聞いてみると、お風呂上がりに飲むビールが楽しみとのこと。ビールは胃腸を冷やしますから、飲み続けていると下痢は改善されるわけがありませんが、本人はそのことに全く気づいていません。そこでビールをやめさせ、腹巻きでおなかを温めるようにしたところ、間もなく症状が改善し、最終的に漢方薬はいらなくなりました。

このように、漢方治療の第一歩は、患者さんが自分自身の症状を客観的に観察するようになることです。そして、生活習慣を改めて漢方薬を用いることで、症状が軽くなれば心身にかかるストレスが減って、さらにからだ全体の調子が上がってきます。このようにして不快な症状を消すことができれば、それは本当の意味で治癒と考えてよいのでしょう。

「つぼ」とは？

専門用語で経穴（けいけつ）と呼ばれる「つぼ」は、「気」の流れを感じられるところです。鍼灸治療では気がからだの中をめぐって生きていると考え、そのルートを経絡（けいらく）といいます。この経絡の体表面にあるのが経穴すなわち、つぼなのです。これを刺激することで内臓の調子を整えていくことを、つぼ療法といいます。

気の流れを鉄道で考えてみましょう。気という機関車（エネルギー源）が血と水（津液（しんえき））という客車（栄養分）を引っ張って、経絡という線路を使って全身を回っています。その駅が、つぼです。機関車が何らかの原因で動かなくなると、人間は異常（痛み、しびれ）を感じます。つぼという駅は、機関車にアクセスして機関車の運行をスムーズにさせることができる重要なポイントなのです。

ちなみに、WHO（世界保健機関）が認定したつ

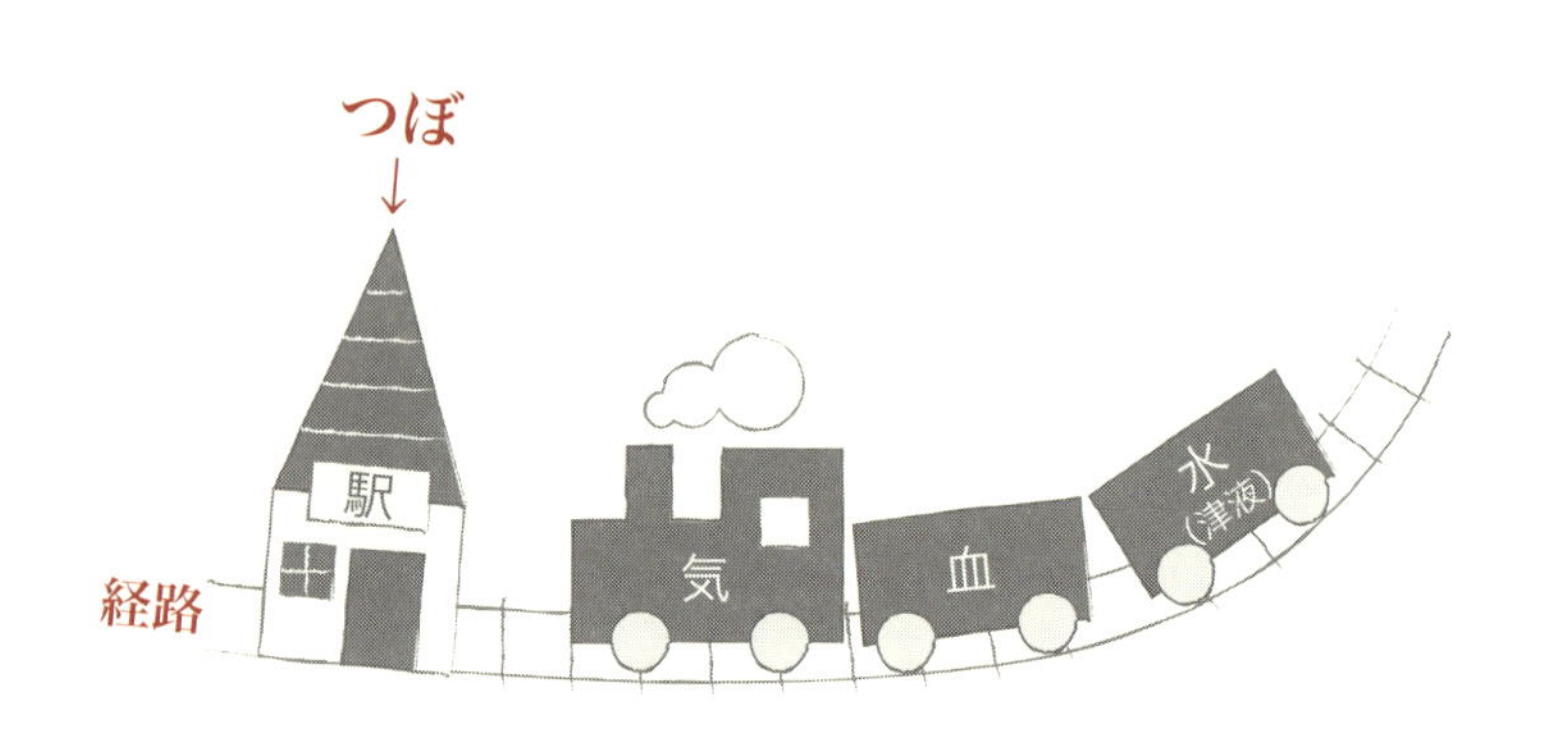

つぼの概念図

ぼは全身に361個あります。

◆上手なつぼの探し方のコツ

皆さんのからだは千差万別なため、つぼの位置表記はあくまで目安と考えてください。おおよそ左記のような場所が、あなたのつぼの位置となります。

・くぼんでいる
・しこりがある
・盛り上がっている
・押すと痛い
・押すと気持ちがいい

◆つぼのとり方

つぼの位置を説明する場合には、指の長さを基準にする方法がよく用いられます。この場合、「指○本分」や「○寸」という言い方をします。

同じ指1本（1寸）でも、からだの大きな人は長めになり、からだの小さな人は短めになります。

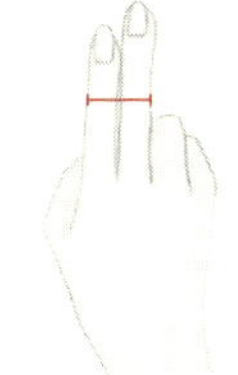

指1本分（1寸）
親指の最も幅の広いところ

指2本分（1寸5分）
人さし指と中指を合わせた幅

指3本分（2寸）
人さし指、中指、薬指を合わせた幅

指4本分（3寸）
親指を除いた4本の指を合わせた幅

Chapter 2

かぜをひきやすい

「かぜ薬を発明したらノーベル賞」ともいわれますが、その理由はかぜの原因のほとんどがウイルス感染によるものだからです。かぜのウイルスは200種類以上あり、それぞれにいくつかの変異株があると同時に、少しずつ症状も異なります。そのため、その一つひとつに効くワクチンをつくることは不可能です。しかも普通のかぜなら1週間程度で治ってしまうので、ウイルスの種類を特定する検査を行う意味がないことも、本当の意味でのかぜ薬が発明されない理由の一つとなっています。

では、なぜ漢方がかぜに効くのでしょう？　それは、漢方が病気の原因ではなく症状をターゲットにしているからです。

かぜに漢方が効く理由

私たちが普段、「かぜをひいた！」と思ったときに飲んでいるかぜ薬は、熱を冷ましたり、咳を止めたり、痛みを止めたりなど、すべて対症療法にすぎません。また、かぜに抗生物質が効くと思っている人もいるかもしれませんが、抗生物質は細菌には有効ですが、ウイルスを殺す作用はありません。最近は抗生物質を乱用することによって生まれる耐性菌が問題視されているため、当たり前のようにかぜに抗生物質を出す病院はむしろ要注意です。

病気の原因ではなく症状をターゲットにする漢方の目的は、ウイルスを除去することではなく、かぜで起こるからだの反応（症状）を軽減することにあります。しかも西洋医学のかぜ薬のように眠気などの副作用がないため、日常生活に支障をきたすことなく症状を鎮めることができるのです。

さらに漢方には、私たち人間がもともと持っている自然治癒力を活性化させる効果があります。そのため、服用することでからだのバランスを整え、元の状態に戻すプロセスを短縮する効果もあります。かぜに用いられる漢方薬として**葛根湯**（かっこんとう）がよく知られていますが、ひき始めに飲むことによって適度な発汗が促され、通常なら治るまでに1週間ほどかかるところを1～2日程度で治癒に至るというわけです。

◆ケース1　朝からなんとなくゾクゾクして微熱がある

Hさん（45歳、女性）は、朝からなんとなく寒気がして、喉にも違和感があります。熱を測ってみると、37度。日ごろから元気で体力には自信があるHさんですが、うなじから肩にかけて重苦しい不快感もあります。今日の会議は新商品のデザインを決める大事な会議。なんとしてもシャッキリしたいところです。

「かぜをひいたかな」と感じたらよく葛根湯のお世話になるHさん。以前、私から「葛根湯エキスをお湯に溶いて、小指の頭くらいの大きさの新鮮な生姜（ショウガ）をすりおろした搾り汁を加えるとよい」と聞いたことを思い出し、早速、試してみることに。ほどなくからだがポカポカしてきて、寒気もなくなりました。

いつもどおり元気に出社し、大事な会議も無事に乗り越えたHさん。ランチの前にもう一度、葛根湯エキスをお湯に溶いて飲んだところ、仕事を終えるころには不快な症状がほぼなくなっていました。

このように、漢方は上手に使えばかぜに効果的です。ただし、高熱が続いて喉が真っ赤に腫れ、ものを飲み込むと痛いときや、膿（うみ）のような鼻汁が多量に出るとき、息苦しさや胸苦しさがあるとき、脱水症状などで全身状態が悪いとき、発熱に伴って異常行動がみられるとき、微熱が長く続いて寝汗があるときなどは、細菌感染などの重篤な状態が疑われます。そのような場合は抗生物質による治療や水分などを補給する点滴などが必要なため、西洋医学の病院を必ず受診してください。

このほか、呼吸器以外の症状、たとえば動悸や不整脈、血尿や血便、けいれんなどの症状を伴う場合も、自己判断で漢方薬を飲まずに、西洋医学の医師にみてもらいましょう。

葛根湯(かっこんとう)は飲むタイミングが大事

先ほども紹介したように、「かぜのひき始めには**葛根湯**」です。これは、もはや日本人の常識といっていいのかもしれません。

実際に、**葛根湯**が効いたという人も多いでしょう。

私自身、よく葛根湯のお世話になりますので、その効果をいっそう引き出す飲み方を紹介します。

しかしその一方で、葛根湯を飲んだのにかぜがひどくなってしまったという人もいるのではないでしょうか？

実は、葛根湯は飲むタイミングがとても大事です。なんとなくゾクゾクして喉に違和感がある程度なら効果は抜群ですが、そのタイミングを逃してしまったときは、小柴胡湯（しょうさいことう）の出番となります。

葛根湯の効果的な飲み方

① 葛根湯の顆粒を適量の熱湯に溶く。お湯の量は湯飲み茶碗3分の1から2分の1程度。

② 小指の頭くらいの大きさのひね生姜（ショウガ）をすりおろし、その搾り汁を加える。チューブ入りの生姜では効果がないので、生のものを使用する。

③ 服用後は熱いお粥（かゆ）を食べたり、布団に入るなどしてからだを温める。少し汗をかく程度がよい。汗をかきすぎると、かえって悪化することもあるので注意する。

◆ケース2　かぜをこじらせてしまった！

日ごろから体力には自信があるNさん（52歳、男性）。ちょっとしたかぜなら葛根湯（かっこんとう）で乗り切って医者知らずが自慢です。数日前からかぜ気味だったのですが手元に葛根湯がなく、食欲があったことから特に手当てもせずに残業もこなしました。その後、葛根湯を飲んだのですが、いつものように症状が改善するどころか、だんだん口が苦くなり始め、食べ物がまずく感じられるようになってきたといいます。

これは、漢方的にかぜのステージが進んでしまったことを意味しています。もはや葛根湯は効きません。そこで、白湯に溶いた小柴胡湯（しょうさいことう）を飲み、早めに休んでもらいました。「葛根湯を飲んだ後のようにからだが温まる感じはありませんでしたが、翌朝は悪寒もなくなり食事もおいしく感じられるようになりました」とNさん。その日も3回ほど小柴胡湯を飲んでもらうと、その翌日にはだるさも抜けて回復しました。

かぜのステージ

漢方薬によるかぜの治療でまず知っておいてほしいのが、かぜには「陽のかぜ」と「陰のかぜ」があるということです。かぜの治療で大切なのは、この2つのタイプのどちらなのかを判断することです。さらに、どのステージまで進んでいるかによって服用する漢方薬も変わってきます。

漢方でいうかぜのステージとは

かぜには2つのタイプがある ──「陽のかぜ」と「陰のかぜ」の見分け方 ──

	陽の状態	陰の状態
病気の本質 新陳代謝(熱産生)	亢進(熱をつくる)	低下(冷える)
臨床症状 体質(暑がり・寒がり) 飲食物の好み 体温 顔面の色 脈の性状	暑がり 冷水を好む 高体温 顔面紅潮 脈は浮いて速い	寒がり 温的刺激を好む 低体温 顔面蒼白 脈は沈んで遅い
陰陽の傾向 年齢との関係 体格・体質との関係	若年者に多い 体力がある者に多い	高齢者に多い 虚弱体質者に多い
かぜの場合の見分け方 自覚症状 他覚症状	熱感が強い (悪寒もある) 顔面紅潮 (上気して顔色が赤い)	悪寒ばかりが強い (熱感がない) 顔面蒼白 (顔色が悪い)

六病位（ろくびょうい）のことです。六病位のうち、太陽（たいよう）病、少陽（しょうよう）病、陽明（ようめい）病の3つのステージを三陽、太陰（たいいん）病、少陰（しょういん）病、厥陰（けっちん）病の3つのステージを三陰と呼び、三陽が陽のかぜ、三陰が陰のかぜにあたります。

若年者や体力がある者は、もともとからだにパワーがありますから、かぜをひくと悪寒もありますが熱感が強く、顔面紅潮（上気して顔色が赤い）します。これは陽のかぜです。一方、陰のかぜは新陳代謝が低下した高齢者や虚弱体質者に多く、悪寒ばかりが強くて熱感がない、顔面蒼白（顔色が悪い）であることが特徴です。

かぜのステージは刻々と変化し、ごく初期の太陽病期を過ぎると、口の中が苦くなって粘つき、食事の味がまずく、食欲が落ちる少陽病期へと進みます。**葛根湯**（かっこんとう）が効くのは太陽病期。少陽病期には**小柴胡湯**（しょうさいことう）です。かぜの大半を占める太陽病期と少陽病期は、漢方薬を飲み、暖かくして早めに寝るなど適切に対処すれば、自分で治すことができます。

普通のかぜは適切に治療すればほとんどが少陽病期あたりで治ってしまいますが、こじらせると、高熱や口の渇きがあらわれる陽明病期、さらには下痢などの消化管の機能が低下した症状や全身のだるさなどがあらわれる陰病へと進むこともあります。

また、高齢者や虚弱体質者のほか、普段は丈夫でも大病をした後で体力を消耗しているときのかぜは、いきなり少陰病の症状が出ることがよくあります。これを「直中（じきちゅう）の少陰」ということがあります。顔色が悪い、悪寒ばかりで熱感が少ない、寒がるというのが、その特徴です。

太陽病、少陽病、少陰病以外のステージのかぜや、なかなか治らないかぜは、病院や薬局に相談することをお勧めします。

かぜの漢方薬

それぞれのステージによる症状と、よく使う漢方薬について紹介します。

【太陽病期のとき】

太陽病期の主な症状は、軽い悪寒（ゾクゾク）と熱っぽさ（熱感）、顔面紅潮（顔色が赤っぽい）です。これらのほかに次のような症状がある場合、選択する漢方薬は異なります。

①がっしりした体格の人の鼻づまり、首のこわばり、若い人のかぜの初期
→葛根湯（かっこんとう）

②くしゃみ、水のような鼻汁（花粉症のような症状）→小青竜湯（しょうせいりゅうとう）

③関節や腰などの激しい痛み、小児のかぜ、インフルエンザ初期
→麻黄湯（まおうとう）

【少陽病期のとき】

かぜを発症して3、4日が経ち、口が苦くなって粘つき、食事の味がまずく食欲がない、夕方になると悪寒がして熱が出るといった症状です。

特に口の中が苦くなるのは、かぜが少陽病期に進んだサイン。その場合は小柴胡湯（しょうさいことう）が有効です。

【少陰病期のとき】

高齢者だけでなく、もともと体力がない人がひくかぜや、普段は元気でも体力を消耗した後にひくかぜでは、太陽病期のような熱感はなく、寒気ばかりで顔色も不良です。このような人には、麻黄附子細辛湯（まおうぶしさいしんとう）がよく効きます。

【空咳が続くとき】

かぜが長引いて発作性の空咳（痰を伴わない乾いた咳）が続き、咳き込んだ際に顔が赤くなるような場合は、麦門冬湯（ばくもんどうとう）がお勧めです。

【夏かぜのとき】

夏かぜの特徴は、からだがほてって倦怠感があり、咳や痰が続くこと、食欲低下や吐き気などの胃腸症状を伴うことなどです。このときに最もよく用いるのは**参蘇飲**（じんそいん）です。

ただし、冷房で冷えすぎて悪寒のある場合は、**葛根湯**（かっこんとう）や**麻黄附子細辛湯**（まおうぶしさいしんとう）も使うことがあります。

病院や漢方薬局では、その人の体質や症状の細かい特徴に合わせてさまざまな漢方薬を使用します。その一部を紹介します。

かぜの六病位と処方

	ステージ	漢方的病態	主な臨床症状	主な処方(_は第一選択薬)
三陽	太陽病	かぜのひき始めで、症状や所見が体表部分にとどまっている状態	悪寒・発熱、頭痛、咽頭痛、関節痛、首のこり、くしゃみ、鼻閉、鼻水	葛根湯、麻黄湯、小青竜湯、桂枝湯、桂麻各半湯
	少陽病	かぜをこじらせて、食べ物の味がまずく、食欲が低下した状態	口の苦み・粘り、味がまずい、食欲低下、吐き気、舌白苔、繰り返す悪寒と発熱	小柴胡湯、柴胡桂枝湯、柴胡桂枝乾姜湯、半夏瀉心湯
	陽明病	病変がからだの中心部に移り、高熱が持続し、意識がもうろうとした状態	高熱持続、便秘、腹部膨満、意識障害(うわごと、もうろう)、黄色〜褐色の舌苔	大承気湯、白虎加人参湯、茵蔯蒿湯、桃核承気湯
三陰	太陰病	消化管を中心に機能が衰え、気力や体力が低下した状態	腹痛、下痢と便秘の繰り返し、腹部膨満、全身倦怠感	桂枝加芍薬湯、小建中湯、桂枝加芍薬大黄湯
	少陰病	さまざまな臓腑の機能が低下し、倦怠感が強まった状態	強い全身倦怠感、気力低下、手足の冷え、消化不良の下痢	麻黄附子細辛湯、真武湯、桂姜棗草黄辛附湯
	厥陰病	からだの中心部まで冷えたプレショック的で重篤な状態	意識レベルの低下、持続性下痢、息苦しさ、寒熱錯綜*	四逆湯、茯苓四逆湯

◯印:漢方治療を優先的に用いてよい病態

*寒熱錯綜:からだの中心部は冷えているにもかかわらず、からだがほてった感じがするパラドキシカルな状態

2-1 かぜのパターンとつぼ

「かぜひいたかな？」と思ったらすぐに自分で試せることが、鍼灸の最大のメリットです。

漢方では、かぜは3つの「邪」が原因で起こると考えられています。3つの邪とは、「寒邪」（寒さ）・「熱邪」（熱さ）・「湿邪」（湿気）。それぞれ症状のパターンがあり、「風寒」はゾクゾクする悪寒、「風熱」は高熱や喉の腫れ、「風湿」は頭重感やむくみ、手足のだるさが特徴です。風湿が慢性化して「風湿熱」になると、全身のだるさがあらわれます。

症状のパターンによってつぼも異なるので、症状に合う場所を刺激しましょう。

【風寒】

症状：発熱よりも寒気が強い。くしゃみ。頭痛。首や肩のこわばり（こり）。水のような鼻汁

治療のつぼ＝大椎、風池、合谷

※使い捨てカイロやホット飲料などを当てて温める

【風熱】

症状：熱が高く喉が赤く腫れて痛む。寒気はなく、濁ったような鼻汁が出る

治療のつぼ＝大椎、合谷、曲池

【風湿】

症状：頭重感やむくみ、手足のだるさなど

治療のつぼ＝大椎、合谷、陰陵泉

【風湿熱】

症状：からだが熱っぽく重く、だるい感じがする。汗は出ず、濁ったような鼻汁が出たり口が粘ったりする

治療のつぼ＝合谷、曲池、陰陵泉

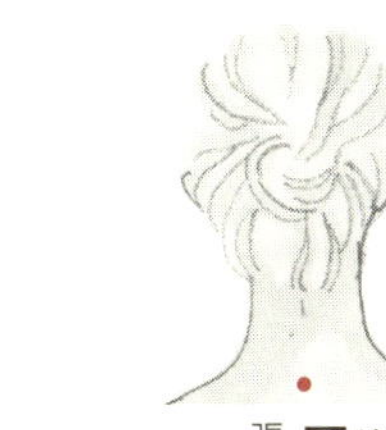

【大椎（だいつい）】頭を前に倒すと出っ張る、骨のすぐ下

【風池（ふうち）】後頭部中央のくぼみから、指2本分外側にあるくぼみ

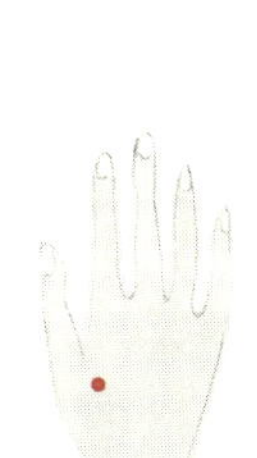

【合谷（ごうこく）】手の甲側の親指と人さし指を合わせてできる、膨らみの中央

【曲池（きょくち）】肘を曲げたときにできる横じわの外端

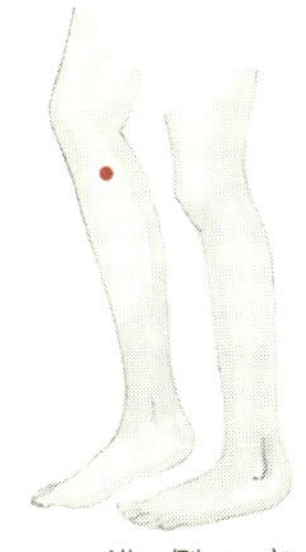

【陰陵泉（いんりょうせん）】向こうずねの内側で、内くるぶしからすねに沿って上がっていくと膝の下で指が止まるところ

2-2 かぜ予防のつぼ

【かぜをひきやすい人】

症状：普段から息切れがしやすい。食欲がなく疲れやすい。かぜをひくと寒気がして微熱や力のない咳が出る

治療のつぼ＝足三里、気海、合谷に簡易灸をすると予防効果が期待できる。かぜをひいたときも右のような症状であれば、同じつぼに簡易灸をする。

季節の変わり目にかぜをひきやすい人は合谷、胃腸虚弱でかぜをひきやすい人は足三里、虚弱体質でかぜをひきやすい子どもは身柱を刺激する

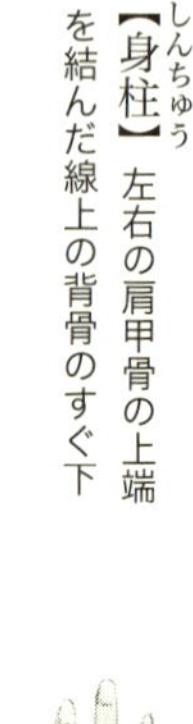

【身柱（しんちゅう）】左右の肩甲骨の上端を結んだ線上の背骨のすぐ下

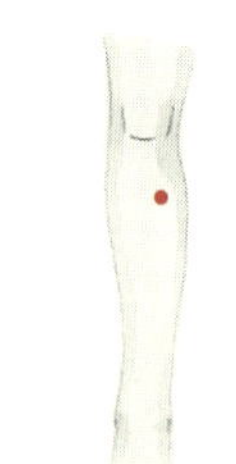

【足三里（あしさんり）】膝下のすねの上にある突起した骨の下縁から、外側に指2本分のところ

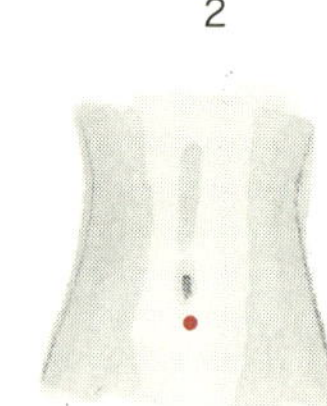

【気海（きかい）】へそから真下に指2本分のところ

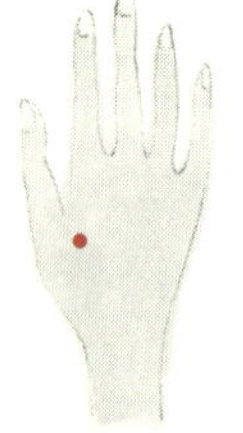

【合谷（ごうこく）】手の甲側の親指と人さし指を合わせてできる、膨らみの中央

【普段から冷え性の人】

症状：顔色が白っぽく、足腰の冷えや脱力感がある。かぜをひくと悪寒が強く、頭痛や関節の痛みが出る。

治療のつぼ＝関元、膻中、合谷に簡易灸を行って予防する。

かぜをひいたときも右のような症状であれば同じつぼに簡易灸をする

【関元(かんげん)】へそから真下に指4本のところ

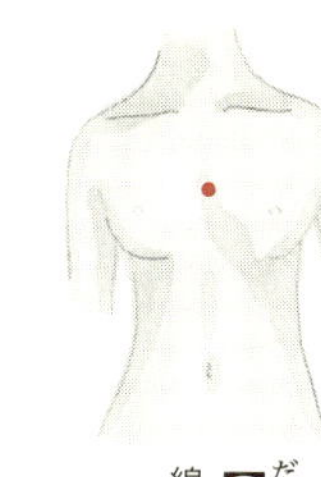

【膻中(だんちゅう)】両側の乳首を結んだ線の中央

【合谷(ごうこく)】手の甲側の親指と人さし指を合わせてできる、膨らみの中央

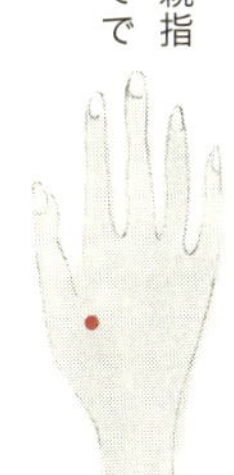

漢方薬って、どんなもの？

病気には西洋医学が適している領域と、漢方が適している領域があります。ショック状態や大出血といった緊急処置の適応例や重症感染症など、西洋医学的治療が明らかに有効な場合を除けば、漢方薬による治療を試みる価値は十分にあると考えてよいと思います。

たとえばかぜをひいたとき、西洋医学ではくしゃみや鼻水をとめる抗ヒスタミン剤や咳止め、頭痛があれば鎮痛剤など、複数の症状それぞれに対応して薬を処方するので、多種類の薬を服用することがよくあります。漢方の場合は症候をパターンで認識して治療薬を選択するため、シンプルな処方で複数の症状が治ることも珍しくありません。

この違いは、西洋薬の多くが純粋な1つの化合物でできていて、それが1つの標的に作用するという1対1の構造であるのに対し、漢方薬はいくつもの生薬の組み合わせからなり、しかも一つひとつの生薬には未知成分も含めて多くの成分が含まれている多成分系であり、それが証（しょう）というパターン全体を治療する多対多の構造で成り立っていることに起因します。

漢方薬として今日まで使われているものは、いずれも長い歴史の中で先人たちが試行錯誤を繰り返し、「これは効いた！」とか「こちらは効かなかった」など、膨大なトライ&エラーを重ねてきた結果、残っているものです。

ひと昔前までは、「漢方薬は高額な生薬を土瓶でコトコト煎じて飲む」というイメージがありましたが、事情はだいぶ変わってきました。あまり知られていないようですが、日本では現在147種類のエキス剤と1種類の軟膏、さらに242品目の生薬が、医療保険制度のもとで健康保険の適応となっています。約9割が草根木皮（そうこんもくひ）、果実、種子などの植物由来のもの、残りの1割が鉱物性と動物性です。動物性の生薬としては、たとえば蝉退（せんたい）（セミの幼虫の抜け殻）が発疹などに用いる消風散（しょうふうさん）に含まれています。

エキス剤は、認可された処方に基づいて生薬を配合し、煎じた液を濃縮・乾燥して顆粒や細粒、錠剤などにしたものです。生薬を煎じたものとエキス剤との違いは、前者が豆を挽いていれたコーヒーなら、後者はインスタントコーヒーのようなものと考えてよいでしょう。

　単純に比較すれば、豆を挽いていれたコーヒーのほうが味や香りが優れているものです。一般的には、エキス剤に比べて煎じ薬のほうが効きがよいと考えられます。とはいえ、最も肝心なのは患者さんの体質や症状に合う処方を選ぶことです。


　エキス剤には、手間や時間がかからず、長期間の保存ができて携帯に便利、品質が一定しているなどの利点があります。一方、煎じ薬には症状に合わせてさじ加減しやすい、手間と時間をかけるので治療に積極的になれる、などのメリットがあります。また、煎じている過程で独特の味と香りを嗅いでいるだけで元気になる、という人もいます。

　このようにエキス剤と煎じ薬では、同じ生薬を組み合わせた処方でも、それぞれメリットとデメリットがあります。

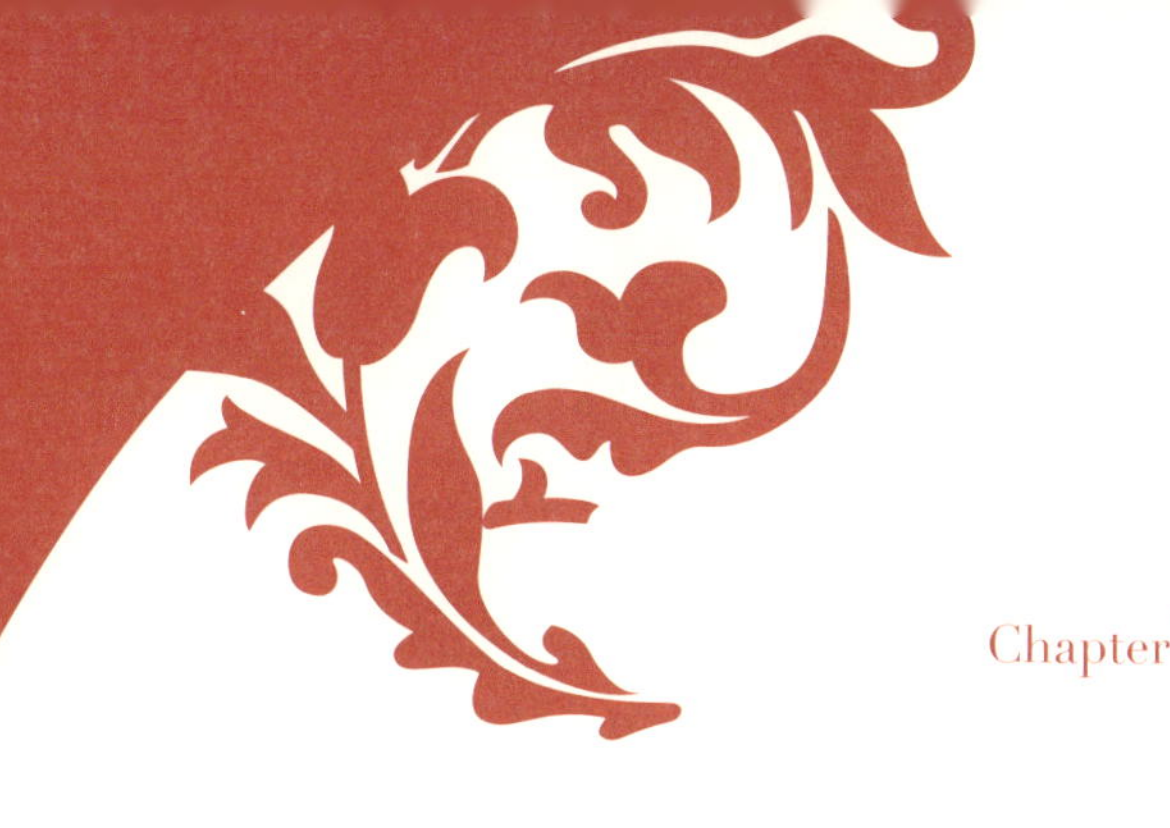

Chapter 3

疲れやすくて元気がない

疲れやすくて体調がすぐれないという人の中には、これといった病気がなく、病院で検査をしても決め手となる原因が見つからない場合があります。その一方で、持病があって治療を受けているのに、いつもはつらつとして元気な人もいます。あなたの周囲にも、このような人たちはいませんか？

両者の違いはどこからくるのでしょうか？　西洋医学ではうまく説明できないこんな疑問も、漢方なら答えることができます。

1　だるくて食欲がない

1章で説明したように、漢方では、「健康な人」はからだを維持する重要な構成要素である気・血・水が過不足なく調和を保ち、滞りなく全身をめぐっていると考えます（32ページ参照）。逆に、これらの一つでも不具合があると全身のバランスが崩れ、不快な症状となってあらわれるというわけです。

病院の検査などで、これといった病気が見つからないにもかかわらず、「なんとなくだるい」とか「元気が出ない」といった不快な症状があるときには、日常生活を正すことはもちろん、漢方薬を用いて気・血・水の働きを整え、からだの内部環境を改善するとよいでしょう。

気・血・水の不具合がからだの不調に

「疲れやすくて元気が出ない」という訴えに対し、考えられる漢方的な原因として最も多いのが、気の不足です。

気は、生命活動を営む根源的なエネルギーのようなもの。ほかの2つの要素である血や水とは異なり、気には形がありません。それでいて、血や水の状態にも大きく影響するため特に重要です。

元気や活気、やる気や気力、強気や弱気、そして病気など、私たちは「気」という言葉を日ごろからよく使っています。その持つ意味は、次の3つに大別されます。

元気、気力＝生命エネルギー、パワー
気分、気持ち＝精神、こころ
空気、気体＝ガス

生命エネルギーとしての気が不足すると、気虚（ききょ）という状態になります。気虚はいわばガス欠の状態で、元気がない、気力が出ない、疲れやすい、だるい、寝汗が出る、冷えるといった全身的な症状となってあらわれます。疲れやすく元気が出ないという人は多くの場合、まさに気虚の状態にあると考えてよいでしょう。

気の量が不足すると元気が出ない

気虚の背景には、必ず胃腸虚弱があります。気の素となる食物をうまく消化吸収できず、気がつくれなくなるのです。ですから、気虚になると食後の眠気やだるさ、あるいは少し食べただけなのにすぐ満腹になるといった消化器の症状を伴うことが多くなります。

漢方でいう胃は、口から取り入れた飲食物を体内に取り入れる門戸であり、その消化を司るもので、西洋医学でいう胃と概念的にほぼ変わりません。一方、脾(ひ)は脾臓とは全く異なる概念で、胃で消化された飲食物のエネルギーを吸収し、全身に運搬する役割を果たすものです。胃と脾は互いに協力してそれぞれの役割を果たしているため、脾胃(ひい)と称されるのです。

脾は食物のエネルギーである気の吸収にかかわっています。そのため、脾の不具合は食欲低下やもたれ感など消化器系の不調にとどまらず、からだがだるくなったり疲れやすくなったりといった全身の不調につながります。

◆ケース1　疲れやすくて食欲が出ない

Yさんは42歳の男性。会社では総務課長として30人の部下を束ねています。子どものころから胃腸が弱く、男性としては少食のYさんは、仕事の付き合いなどで少し食べすぎるとすぐ腹痛を生じて下痢をしてしまいます。仕事が忙しく、おなかをこわすたびに市販の胃腸薬を飲んでなんとか乗り切っている様子を心配した妻の勧めで来院しました。

血圧を測ると男性にしては低血圧で、話していてもどことなく元気が感じられません。食が細いというだけあってスマートなYさんは、同年代の男性が悩まされるメタボとは無縁な体形。小学校5年生になった息子さんとのキャッチボールが休日の楽しみで、年々、息子さんから受ける球が強くなっているのが頼もしくも少し寂しい、と話してくれました。ただ、夜は食事をとるとすぐ眠くなってしまい、反抗期にさしかかる息子さんと十分なコミュニケーションがとれていないのが気にかかっているようです。

私は、疲れやすい、元気がない、食後眠くなるなどの症状から、補中益気湯（ほちゅうえっきとう）を処方することにしました。2週間後に来院すると、別人のように顔色がよくなりました。


漢方では、からだの外から取り入れる気には〝天の気〟と〝地の気〟があると考えます。〝天の気〟は天（大気）から得られるもの、〝地の気〟は大地から得られるものです。脾胃は〝地の気〟が満ちた食べ物を体内に取り入れる門戸のようなもの。そのため、脾胃の働きが低下するとからだをめぐる気の全体量も減ります。気は生命活動の根源的なエネルギーであり、肉体面だけでなく精神面の元気をも支えていることから、不足すると心身両面に影響が及び、さまざまな症状となってあらわれるのです。

このように気が不足した気虚(ききょ)の状態を改善するために処方するのが、**補中益気湯**です。この処方の名前は読んで字のごとく、「中を補い、気を益す薬」という意味。単に気を増す「益気」だけでなく、「補中」にポイントがあります。「中」は中焦(ちゅうしょう)という意味であり、本来はみぞおちからへそまでの部分を指しますが、大まかに「おなか」と考えてよいでしょう。つまり、「おなかを補って元気を増す」薬だということです。この薬は、胃腸虚弱があって元気のない場合に用いる代表的なものです。

気虚の治療には、**人参**（朝鮮人参）と**黄耆**（中国産の豆科の植物の根）を含む**補剤**と呼ばれる漢方の処方群が用いられます。

その代表的な漢方薬が、先にも紹介した**補中益気湯**です。**補中益気湯**は、疲れやすい、だるいなど、気虚の場合に多用し、食後の眠気にも効果があります。気虚でみられるさまざまな症状には、**補中益気湯**を中心とした**補剤**の中からその人の症状に一番合った漢方薬を選びます。

①疲れやすい、だるい、食後の眠気　**→補中益気湯**
②貧血気味、皮膚のかさつき、栄養状態不良　**→十全大補湯**
③老人性うつ、抑うつ、不眠、不安、健忘　**→加味帰脾湯**
④めまい、頭痛、頭重　**→半夏白朮天麻湯**
⑤頻尿、排尿時不快感、膀胱神経症　**→清心蓮子飲**
⑥腹部膨満、腹痛、肋間神経痛　**→当帰湯**
⑦関節痛、鶴膝風（筋肉は痩せて細くなり、関節だけが腫脹してあたか

も鶴の膝のようになった状態） →大防風湯

⑧呼吸器症状（咳・痰など）、微熱 →人参養栄湯

元気が出る漢方薬

元気が出ない、疲れる、だるいなどの原因は、気虚ばかりではありません。必要なものが足りていない場合として、気虚のほかにも血虚、脾虚、腎虚、逆に余分なものが滞っている場合として、気うつ、瘀血、水毒なども考えられます。

代表的な症状と対処法を挙げておきましょう。

【血虚の場合】

血は、血液だけでなく、それに関連する症状や感情までも含む概念です。

血が量的に不足した状態が血虚。同時に気虚を伴う「気血両虚」の場合も少

なくありません。

治療によく用いる処方は、**十全大補湯**（じゅうぜんたいほとう）です。この漢方薬は、病後や手術後で衰弱がはなはだしい人や、がんの末期だけでなく、アトピー性皮膚炎、慢性の中耳炎や外耳炎、傷口がなかなか閉じない手術創や褥瘡（じょくそう）、難治性の痔瘻（じろう）などにも効果があります。

【脾虚（ひきょ）の場合】

脾（ひ）（胃腸）の機能が低下しているために、体内に気を十分に取り込めない状態です。気（き）・血（けつ）・水（すい）の観点からみると、この病態は気虚（ききょ）ということになります。治療には、胃腸の機能を上げる**朝鮮人参**（ちょうせんにんじん）を含む**六君子湯**（りっくんしとう）や**人参湯**（にんじんとう）、さらにからだの中（脾）を建てる（丈夫にする）という意味がある**建中湯類**（けんちゅうとうるい）の代表である**小建中湯**（しょうけんちゅうとう）を中心に、その人の症状に合わせた処方をします。痩せ型で食が細い虚弱体質の人によく効きます。

六君子湯は食欲がなくて胃がもたれる人、**人参湯**はそれに加えて下痢している人に用います。また、**小建中湯**は、腹痛を伴い、下痢と便秘を交互に繰り返す過敏性腸症候群の第一選択薬である桂枝加芍薬湯に水あめのような膠飴を加えたもので、桂枝加芍薬湯では治まらない腹痛や、特に虚弱がはなはだしい小児に用います。

【腎虚の場合】

腎虚とは、生きていくうえで必要なエネルギーを蓄える腎の機能が衰えた状態です。腎虚になると、脱力やむくみ、痛みやしびれなどの下半身の衰え、腰痛や夜間頻尿、耳鳴りや疲れやすいなど、主に加齢に伴う不都合な諸症状を生じます。

治療には腎虚の第一選択薬である八味地黄丸を用います。八味地黄丸は、夜間頻尿や尿失禁、繰り返す膀胱炎などの腎泌尿器疾患、足腰の衰弱や腰痛、坐骨神経痛などの加齢性疾患に効果が期待できます。さらに、高血圧症や糖尿病など全身性疾患に伴う症状の緩和にも応用されます。

【気うつの場合】

気うつは、気力や気分など、精神としての気（こころ）のめぐりが悪くなった状態です。流れが滞る部位により、不眠や不安感、喉の詰まり感、息苦しさや腹部の膨満感などの症状となってあらわれます。

治療には、**厚朴**（ホウノキの樹皮）や**蘇葉**（紫色のシソの葉）など、気の流れをよくする**気剤**といわれる生薬を含む漢方薬を処方します。

気うつの第一選択薬は**半夏厚朴湯**です。ストレス性のものや慢性化した場合は、**柴朴湯**を用います。

また、胃腸虚弱がなく、比較的体格がよい実証の人の気うつには、抗ストレス作用のある**柴胡**や交感神経の興奮を沈静する作用のある**竜骨**や**牡蛎**といった生薬から構成される**柴胡加竜骨牡蛎湯**を用います。一方、老人性うつの第一選択薬である**加味帰脾湯**は、虚証の人で気虚と気うつを兼ねた人に用いられます。

【瘀血の場合】

特に女性の場合、漢方でいう血の流れが滞る瘀血もまた、元気が出ない、疲れやすいなどの原因となることがあります。

更年期症候群にみられるホットフラッシュや発作性の動悸や発汗、イライラなどに用いられる**加味逍遥散**(かみしょうようさん)は、不眠や全身の倦怠感、疲れやすいなどの不定愁訴にも効きます。

【水毒(すいどく)の場合】

からだの中の水が身体の一部位に停滞したり偏ったりする状態が水毒です。からだの重だるさやむくみ、尿量や発汗量の異常となってあらわれます。

代表的な治療薬は**五苓散**(ごれいさん)です。

2 夏ばてしやすい

夏に起こるからだの不調の総称が、「夏ばて」です。ひと昔前と現在を比べると、地球環境も生活環境も激変しています。それに伴い、夏ばての要因も変わってきています。

ひと昔前の夏ばて

高温多湿の環境で食欲が低下。冷たいものや水っぽいものの飲食が多くなり、脾胃(ひい)の機能が低下する。寝苦しさによる睡眠不足や大量の発汗などでからだのバランスが崩れる。

現在の夏ばて

ひと昔前の要因に加え、冷房による室内外の大きな温度差によるストレスにさらされる。西洋医学的にみると、その温度差による刺激により自律神経の働きが乱れ、めまいや頭痛などの自律神経失調症状となってあらわれる。

夏に多い冷え

こうしてみると、特に現代では、暑いはずの夏のほうがからだを冷やしてしまうなどして調子を崩してしまいがちなようです。

東洋医学では一般に夏の暑さを「暑邪（しょじゃ）」といい、暑邪がからだの中に入り込むことによって、さまざまな症状が引き起こされると考えます。また、皮膚と筋肉・皮下組織の間には、暑邪をはじめとする外部からからだに侵入して悪さをするものに抵抗する「腠理（そうり）」という部分があり、これがからだの内部と外界を結ぶ関所のような役割をしています。夏は腠理が開いて汗が出るので、逆に暑邪が体内に入りやすくなるのです。暑邪がからだに入ると体内に熱がたまり、からだがほてる、息苦しい、微熱が出るなどの症状があらわれます。

こうなると冷たい飲み物や食べ物が欲しくなりますが、その結果、食欲低下、胃もたれ、腹痛や下痢などの症状があらわれ、さらには脾胃の機能低下により気が十分につくられなくなり、疲れやすさやだるさなど、夏ばての症状が進行するというわけです。もともと胃腸虚弱の人は夏ばてしやすいので、注意が必要です。

◆ケース2　冷たいものをとり続けて下痢になる

Kさんは45歳の主婦。もともと胃腸が弱く、猛暑で冷たいものをとりすぎたせいなのか、下痢が続いています。胃のむかつきや吐き気も感じます。Kさんにとって、実は夏の悩みの最たるものがこの下痢なのだとか。つい冷たいものを飲みすぎて、「しまった！」と思ったときにはもう遅い。つきることなら対症療法的な西洋薬ではなく、漢方薬でじっくり治療したいと来院しました。

Kさんから聞いてみると、今年も暑いからとつい冷たいものをとり続け、下痢が長引いているとのこと。私は、胃腸が冷えて機能が低下したことによる慢性的な下痢と診断しました。

Ｋさんは食欲がなく胃もたれもあるとのことですが、顔色はさほど悪くありません。そこで人参湯（にんじんとう）を処方するとともに、冷たい飲食物を避け、腹巻きなどで腹部を温めるなど、日ごろの養生を勧めました。

２週間後に再び来院したＫさんは、すっかり回復して食欲も増した様子。「先生から勧められて、冷たいものはやめて温かい麦茶などを飲んでいます。冷たいものを飲むとそのときはよくても、後でだるくなったりしましたが、今はシャッキリしています」と笑顔で報告してくれました。


Ｋさんが最もつらい症状は下痢です。下痢については４章で解説しますが（１２５ページ参照）、漢方では原因にかかわらず、腹痛の有無や下痢の状態で治療法を考えます。特に、慢性的に続く原因不明の下痢は胃腸が冷えた状態と考えられ、漢方薬による治療がよく効きます。Ｋさんの場合も、まさにこの例でした。こうした下痢には、朝鮮人参（ちょうせんにんじん）や乾姜（かんきょう）、附子（ぶし）などを含む漢方薬を用いて、おなかを温めて機能を回復します。

慢性の下痢には、**真武湯**（しんぶとう）と**人参湯**（にんじんとう）をよく用います。**真武湯**は附子を含み、顔色が悪くて新陳代謝が低下し、からだ全体が冷えた人に処方します。一方、**人参湯**は**朝鮮人参**と**乾姜**を含み、Kさんのように食欲低下や胃もたれなどの上腹部症状を伴う下痢によく用います。

これらが効かないときは、**啓脾湯**（けいひとう）が有効なこともあります。また、おなかがガスで張っている状態には**大建中湯**（だいけんちゅうとう）、胃に不快感があり、げっぷや吐き気を伴う人には**半夏瀉心湯**（はんげしゃしんとう）を用います。

下痢があまり長引く場合は、西洋医学的な検査で原因を探ることも大事です。さらに大切なのは、Kさんにも伝えたように、冷たい飲食物を控えて腹巻きなどでおなかを温める日ごろの養生です。

夏ばて予防の養生法

江戸時代の儒学者として高名な貝原益軒は、『養生訓』で夏の養生について戒める指摘をしています。簡約すると、

・早起きするとよい。いくら暑くても風に当たって寝てはいけない。

・皮膚が開いて汗が出るので、外部からからだに悪いものが入りやすい。涼風に長く当たったり、風呂上がりに風に当たったりしてはいけない。

・夏は食物の消化が遅いので、なるべく温かいものを食べて脾胃を温める。冷たい水や生ものは控え、冷えた麺も食べすぎてはいけない。

・夏は特に養生しなければならない。夏に病気になると衰弱してしまう。

いかがですか？　夏ばて予防について現代でも使える知恵が多くありそうです。

冷房の温度調節や涼しい服装を心がけるクールビズ、スパイシーなエス

ニックフードやミントティーなどを食事に取り入れるなど、衣食住に工夫を凝らして夏ばてを予防しましょう。また、水分補給をしながら適度に運動したりぬるめのお風呂にゆっくり浸かったりするなど、からだを温めるようにすると、秋から冬に向けて体調を崩さずにすみます。

夏ばての漢方薬

夏ばての漢方治療には、補中益気湯（ほちゅうえっきとう）と清暑益気湯（せいしょえっきとう）をよく用います。補中益気湯は食欲低下や吐き気などの消化器症状、清暑益気湯は軽度の熱中症で動悸や異常発汗などの循環器症状を伴うときに用います。夏ばての漢方薬はこの2剤を中心に、各症状に応じて処方します。

① だるさがとれない、食欲低下、補中益気湯が効かないとき　↓帰脾湯（きひとう）
② 体力や気力の低下、貧血気味、顔色が悪い　↓十全大補湯（じゅうぜんたいほとう）
③ 胃もたれ、めまい、ふらつき、水分のとりすぎ　↓半夏白朮天麻湯（はんげびゃくじゅつてんまとう）

④食欲低下、胃もたれ　↓六君子湯（りっくんしとう）

⑤喉の渇き、尿量減少、消化不良　↓胃苓湯（いれいとう）

⑥下痢傾向、尿量増加、唾液がたまる、手足の冷え　↓人参湯（にんじんとう）

⑦明け方の下痢と腹鳴、寝冷え、横になりたい、下腹部が冷たい、ふわふわする　↓真武湯（しんぶとう）

⑧みぞおちの張りとつかえ感、下痢傾向、腹がごろごろ鳴る　↓半夏瀉心湯（はんげしゃしんとう）

⑨めまい、のぼせ、頭痛　↓苓桂朮甘湯（りょうけいじゅつかんとう）

⑩喉の渇き、尿量減少、顔や手足のむくみ、頭重、吐き気を伴う頭痛　↓五苓散（ごれいさん）

⑪手足の冷え、冬のしもやけ　↓当帰四逆加呉茱萸生姜湯（とうきしぎゃくかごしゅゆしょうきょうとう）

⑫手足の冷え、むくみ、血色不良、月経困難　↓当帰芍薬散（とうきしゃくやくさん）

⑬発作性ののぼせ、自律神経失調症状、更年期症状、不眠、イライラ　↓加味逍遥散（かみしょうようさん）

3-1 夏ばて解消のつぼ

【パワー不足のときのつぼ】

パワー不足のときは足三里、三陰交、関元を簡易灸などで温める。足三里には疲労感（疲れやすい・元気がない）を軽減する、免疫力をアップする、消化器系の症状（下痢・便秘・腹痛）を改善する、下肢の冷えや疲れ（筋肉痛・だるさ）をとるなどの効果がある

【からだを温めたいときのつぼ】

足三里、三陰交、関元に簡易灸を行う。ドライヤーなどで温めてもよい

【気うつ（気のめぐりが悪い）ときのつぼ】

内関と太衝を指圧したり、簡易灸を用いる

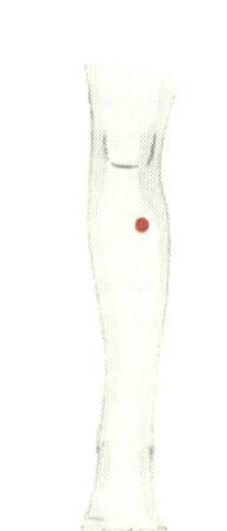

【足三里（あしさんり）】膝下のすねの上にある突起した骨の下縁から、外側に指2本分のところ

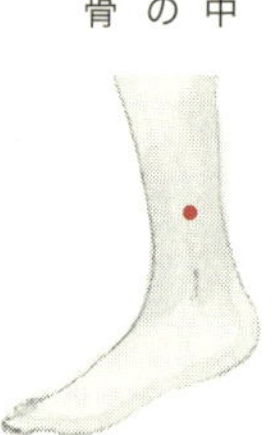

【三陰交（さんいんこう）】内くるぶしの中央から、すねに沿って膝のほうへ指4本分上がった骨の内側の際

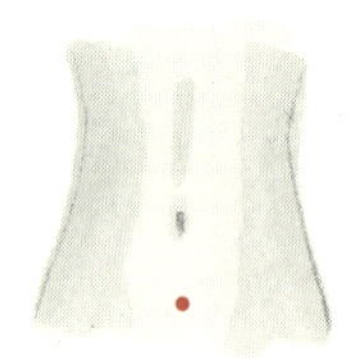

【関元（かんげん）】へそから真下に指4本のところ

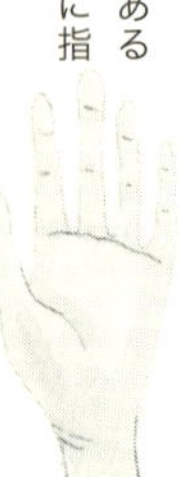

【内関（ないかん）】手首の内側にある横じわの中央から、肘に指3本分向かったところ

【太衝（たいしょう）】足の甲側の親指と人さし指のつけねから、足首の方向へ指で押し上げて止まるところ

3-2 夏ばて予防のつぼ

【基本のつぼ】
足三里に簡易灸や指圧をする

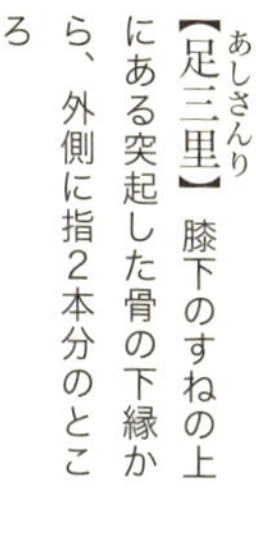

【足三里（あしさんり）】膝下のすねの上にある突起した骨の下縁から、外側に指2本分のところ

【夏ばての症状別のつぼ】
暑くて眠れないとき＝足三里、三陰交、失眠

【三陰交（さんいんこう）】内くるぶしの中央から、すねに沿って膝のほうへ指4本分上がった骨の内側の際

【失眠（しつみん）】足の裏のかかとの膨らみの中央

食欲低下があるとき＝中脘

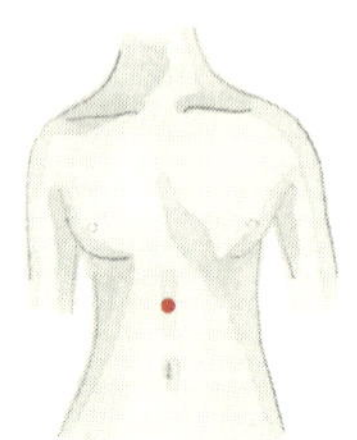

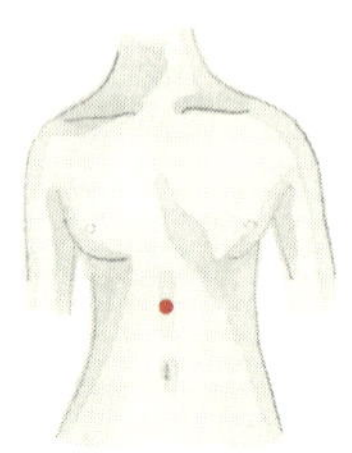

【中脘】へそとみぞおちの中間

下痢＝天枢

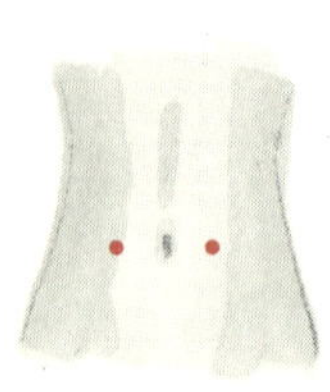

【天枢】へそから外側に指3本のところ

冷房で冷えたとき＝足三里、関元

【足三里】膝下のすねの上にある突起した骨の下縁から、外側に指2本分のところ

【関元】へそから真下に指4本のところ

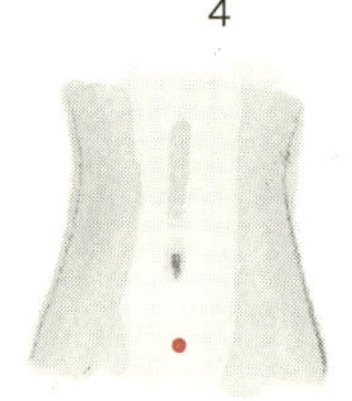

汗をかきすぎてだるいとき＝足三里、復溜

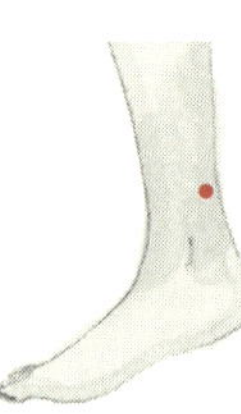

【復溜】内くるぶしのアキレス腱側の端から真上に指3本分のところで、アキレス腱の際

「未病（みびょう）」ってどんな病気？

「病気がないこと」と「健康であること」は必ずしも同じではありません。健康診断でこれといった指摘をされなかった人でも、本人に不快な症状があれば心身のバランスが崩れていることになります。

漢方には昔から「上工は未病を治す」という言葉があります。上手な医者は病気が進行する前の段階で治す、あるいはあらかじめ病気になることを察して予防の処置をする、といったところでしょうか。

この言葉には、漢方治療の究極の目的が未病を治すこと、つまり病気にかかることを未然に防ぐことにあるという考え方がよくあらわれています。

未病という考え方は、健康と病気の中間というものだけではありません。1つ目の意味は、西洋医学でも早期発見・早期治療が重要視されていますが、さらに先んじて、本格的な病気になる前の小さな予兆に気づき、その時点で治してしまおうというもの。2つ目の意味は、現代医学でいう予防医学や公衆衛生学的な意義、つまり病気が流行しているときに、漢方や鍼灸であらかじめ体調を整え、病気にかからないようにするというものです。

そして3つ目の意味が、ひとたび病気になってしまったら、さらに病状が進む部分を予想し、先回りして病気の進行を阻むということ。つまり、すでに病気となっている部位にとらわれず、先手を打っていまだ症状のない健康な部位にも着目し、そこを補強することで病気の進展を防ごうというものです。これも漢方が考える未病への重要な向き合い方です。

とはいえ、未病といえども、最も理想的なのは病気にかからないこと。もともと、漢方の目的もそこにあります。中国の古典『黄帝内経（こうていだいけい）』では、動乱の兆しを「未乱」として「未病も未乱もわずかな予兆のうちに治めてしまうことが重要」と指摘しています。わかりやすくいうと、多少のいざこざはあっても大局的にみればうまく世を治めて動乱が起こらない状態が天下泰平の世であり、人体でいえば、多少の不具合があっても早期治療により大病にかからず、心身ともに良好な状態でいられることが包括的にみた健康であるということです。

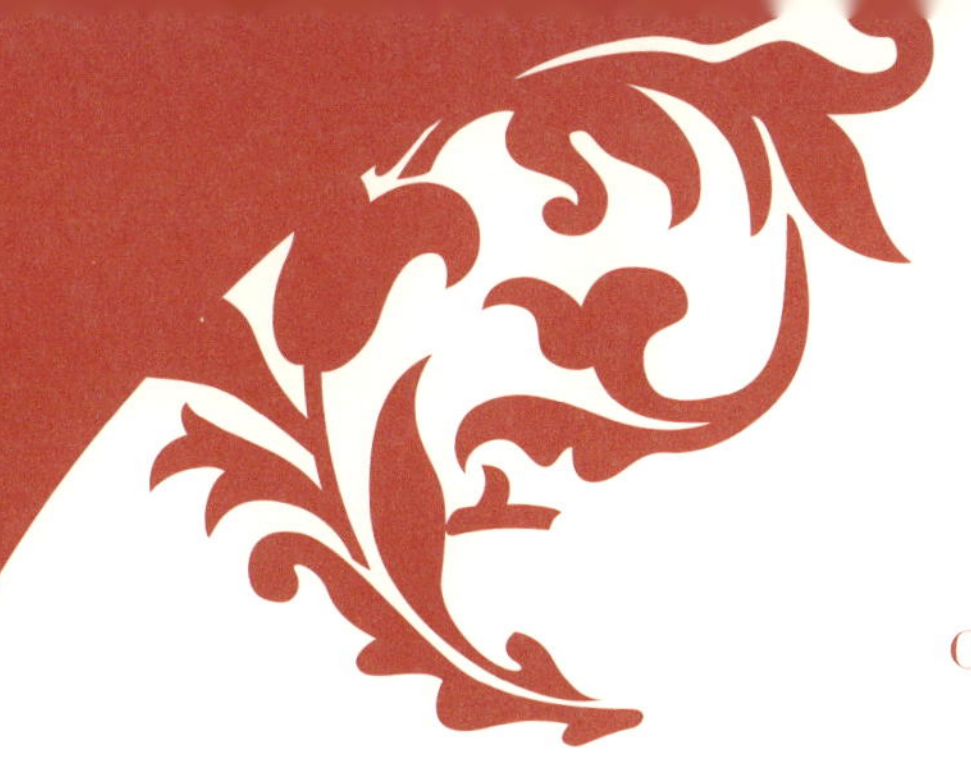

Chapter 4

おなかのトラブル

もたれやむかつき、痛みなど、さまざまな症状となってあらわれるおなかのトラブル。近年、西洋医学ではこのような症状について「機能性消化管障害」という概念を用いるようになりました。かつての慢性胃炎のような病理学的分類ではなく、消化管の機能異常が原因で起こる下痢や腹痛といった自覚症状に着目するようになったのです。消化管の治療は漢方が最も力を発揮する領域です。漢方で消化管の不調を治療すると、ほかのさまざまな症状が改善することもあります。一方で、消化管は悪性腫瘍の発症率が非常に高い領域でもあります。西洋医学的なチェックをしっかり受け、不快な自覚症状は漢方で根本的に治療しましょう。

消化管領域における漢方の捉え方

胃、小腸、大腸などからなる人間の消化管は、食物を体内に取り入れ、消化吸収し、排泄する大事な役割を担っています。食道から肛門まではおよそ10メートル。胃の大きさは空腹時で握りこぶし2つ分あり、胃から続く十二指腸は約25センチ、小腸は約6~7メートル、大腸は約1・5メートルというのが日本人の平均な長さです。その不具合は、むかつきや痛み、便秘や下痢などの不快な症状となり、日常生活に重大な影響をもたらしかねません。

これらの不快な症状について近年、西洋医学ではFGIDs（functional gastrointestinal disorders ＝機能性消化管障害）という概念を用いるようになりました。これは、内視鏡や血液検査などで炎症や潰瘍（かいよう）などの異常が見つからないのにもかかわらず、消化管の不快な症状が続くもので、消化管の運動機能の異常が原因と考えられています。FGIDsは、胸焼けなどの機能性食道障害、むかつきなどの機能性胃十二指腸障害、便秘や下痢などを含む機能性腸障害、痛みのある機能性腹痛症候群、それに機能性胆嚢（たんのう）・Ｏｄｄｉ括約筋障害、機能性直腸肛門障害など、自覚症状に着目して分類されています。

　これらは、最もよく漢方治療が適応する領域です。しかも、この西洋医学の新たな分類は、自覚症状に基づいたものですから、漢方薬の「証（しょう）」ととても似てきたのです。その結果、上部消化管である胃の場合は食後不快症候群、下部消化管である腸の場合は過敏性腸症候群など、西洋医学的な病名に従って漢方薬を処方し治療することが可能になりました。たとえば、食欲低下と胃もたれ感、悪心嘔吐などの症状がある食後不快症候群に対しては**六君子湯（りっくんしとう）**、腹痛とともに下痢と便秘を繰り返す過敏性腸症候群には**桂枝加芍薬湯（けいしかしゃくやくとう）**を処方するといった具合です。

1 胃腸虚弱

漢方では、胃腸のことを「脾胃」あるいは「脾」といいます。脾は五臓、胃は六腑に属します。

漢方で考える脾胃の働きは、西洋医学で考える胃腸の働きより広範で、食物から生命エネルギーの気を抽出し、全身にめぐらせることまで含みます。脾胃に不具合があると、食べられなかったり、消化吸収がうまくいかなかったりして、十分に栄養をからだに取り込むことができません。さらに、むかつきや痛み、おなかの張り、便秘、下痢などの不快な症状で日常生活に支障をきたすこともあります。

脾胃の働きが低下した状態を「脾虚」といいますが、脾虚になると気が不足するために気虚の状態になり、疲れやすいなど全身的な不調があらわれやすくなります（70ページ参照）。逆にいえば、脾胃の状態が改善すれば、全身をめぐる気が増えて元気になるのです。

西洋医学と漢方では捉え方が違う

一般に考えられている胃腸の不具合とは、「胃にピロリ菌がいる」「大腸にたくさんポリープがある」などということです。一方、漢方で重視するのは、「食欲がない」「下痢しやすい」「食後に眠気やだるさが生じる」「食べすぎると不快で、嘔吐や下痢をしやすい」「食べるのが遅い」など、胃腸の働きが低下していることを示す症状です。

胃腸の働きが低下した状態である脾虚になると、食べたものの気（精気）がうまく抽出されません。気はからだを動かし気力を充実させるエネルギーのようなものですから、脾虚になると食物からわずかな気しか抽出できず、気を全身に送り届ける力も弱くなります。そのため、疲れやすい、体力がない、顔色が悪いなどの全身的な症状があらわれ、元気がなくなるのです。

漢方で重視する胃腸虚弱には、左記のようなサインがあります。

- 食後に眠気やだるさを生じる。
- 過食すると不快で嘔吐しやすい。
- 少し食べると腹が張って食べられない。
- 食べるのが遅い。
- 空腹で脱力感を覚える。
- 胃のあたりでチャポチャポと水の音がする。
- 温かい飲食物を好む。
- 寒さや冷たい飲食で下痢や腹痛を起こす。
- 数日間排便がなくてもあまり気にならない。
- 下剤を飲むと腹痛や下痢を起こす。

・軟便から下痢傾向、あるいはコロコロ便である。
・胃下垂である。

◆ケース1 食べすぎるとすぐ胃もたれに

50歳の男性、Eさんは会社員。若いころから胃腸が弱く、10年ほど前からは少し食べすぎるとすぐに胃もたれやへその周りに痛みを感じるようになりました。

もともと男性にしては食が細く、下痢もしやすいとのこと。仕事がら、ときおり付き合いでの会食もあり、胃もたれやむかつき感などに悩まされていますが、胃腸薬を飲んで凌いできました。

これまでかかわっていたプロジェクトが一段落し、根本的に胃腸の具合を改善したいと来院しました。Eさんに聞くと、会社で毎年実施する健康診断では胃下垂との指摘はあるものの、ほかは問題なしとのこと。

私は、長年にわたるEさんの胃腸虚弱による症状は、典型的な脾虚(ひきょ)と判断し、六君子湯（りっくんしとう）を処方しました。食欲低下と胃もたれ感、むかつき感などの症状は、まさに六君子湯の適応病態です。

2週間後、再診に訪れたEさんは、心なしか表情が明るく声にも張りが感じられます。「おかげさまで食欲も出て、少し太ったようです」と、うれしそうに話してくれました。

「脾虚（ひきょ）」は万病のもと

漢方の古典である古代中国の重要な書物の中に、「すべての病気は胃腸の衰えが原因である」という内容が書かれたものがあります。胃腸の不具合である脾虚は万病のもとであるというわけです。私の日ごろの臨床でも、たとえばアトピー性皮膚炎の子どもを治療するときに、その背景にある胃腸虚弱に注目して**黄耆建中湯**（おうぎけんちゅうとう）などを処方すると、皮膚だけでなく、全身のコンディションが改善し、今まで使っていた西洋薬がよく効くようになったり、漢方薬だけで症状をコントロールできるようになったりすることがよくあります。

同様に、体力がない虚弱な子どもの喘息(ぜんそく)に、胃腸の虚弱を改善する小建中湯(しょうけんちゅうとう)を用いると同様の改善をみることもあります。これらの症状に対して、西洋医学ではステロイド剤や抗アレルギー薬を使いますが、漢方には全く違った観点から万病のもとである胃腸の不具合をよくして、ほかの症状も改善させる方法もあるのです。

◆ケース2　胃腸が弱くて腰痛が治らない

植物の写真を撮るのが趣味のTさんは70歳の男性。定年退職後は妻と2人、緑豊かな環境でのんびり過ごしています。

そんなTさんの悩みは、ときおり襲ってくる腰痛。少し無理をしたかな、と思うと腰に違和感を覚え、ひどくなると歩くのもつらくなります。「歳のせいで仕方ない」と半ばあきらめ、痛み止めを飲んだり湿布を貼ったりして凌いできましたが、長引く不調を見かねた妻の「漢方を試してみたら？」のひとことで来院しました。

Tさんは背が高く、聞けば若いころから食が細くて下痢ばかり。痩せ体型で筋肉量も少なそうです。Tさんの訴えは腰痛の改善でしたが、私は背景に著しい胃腸虚弱があることに注目しました。そこで胃腸機能を改善させる六君子湯（りっくんしとう）を処方。2週間ほど飲み続けてもらうと胃の調子がよくなり、2カ月後には腰痛も治まりました。

脾胃（ひい）が弱いと筋肉の量が減ったり質が低下したりするため、腰痛や肩こりが起こることもあります。

現存する中国最古の医学書とされる『黄帝内経（こうていだいけい）』に、「脾は肉を生ず」という一節があります。これは胃腸の具合をよくすれば筋肉の質が改善して量も増えると解釈できます。たとえば高齢者が筋力低下で歩けなくなったとき、リハビリテーションによって筋肉を鍛えることはある程度、可能かもしれませんが、胃腸虚弱があって筋肉が衰えている場合は、まずは胃腸を治療することで、おのずと筋力も増してくるということです。

2 胃もたれ・食欲低下

ドラッグストアでかぜ薬と並んで多くの棚を占めているのが、胃薬。それほど、胃の不快な症状に悩まされている人が多いというわけです。まず、西洋医学による胃の構造と働きについてみてみましょう。

胃は、柔軟な筋肉でできた袋状の臓器です。空腹時の大きさは握りこぶし2個分ほどで、容量も50～100ミリリットル程度ですが、おなかがいっぱいになっているときは、1・5～1・8リットルほどにまで膨らみます。

西洋医学的にみると、胃は以下のような機能を担っています。

・食物をためておく。
・蠕動(ぜんどう)運動で食物を撹拌し、粥(かゆ)状にして十二指腸に少しずつ送る。
・たんぱく質や脂肪の一部を分解する。
・小腸でのビタミンＢ12の吸収を助ける物質を分泌する。
・消化管ホルモンを分泌し、胃酸と消化酵素の分泌を促す。
・食物と一緒に入ってきた細菌を胃酸で殺菌する。

胃もたれや食欲低下は、近年の西洋医学における分類で、機能性ディスペプシア（functional dyspepsia＝ＦＤ）の中の食後不快症候群（Postprandial distress syndrome＝ＰＤＳ）と位置づけられます。しばしばＦＤの中の上腹部痛症候群（Epigastric pain syndrome＝ＥＰＳ）と合併し、痛みも伴います。

「なんだか訳がわからない」と思われるかもしれませんから、噛み砕いて説明しましょう。機能性ディスペプシアとは、胃の痛みや胃もたれ、食欲低下などの不快な症状が続いているにもかかわらず、上部消化管内視鏡検査などをしても異常が見つからない病気です。この病気の概念は、近年になって新しく確立したものです。それまで、多くの患者さんが「慢性胃炎」や「神経性胃炎」などと診断されてきましたが、胃粘膜に炎症が起きている胃炎の状態であっても自覚症状がなかったり、逆に不快な症状があっても胃に炎症がなかったりすることがしばしばでした。

そこで、症状があっても検査で異常が認められないものを、総称して機能性ディスペプシアと呼ぶようになったのです。西洋医学でも、検査結果だけではなく、患者さんの自覚症状を重要視するようになったというわけです。

西洋薬と漢方の使い分け

胃の病気で代表的なものといえば、胃炎や胃潰瘍、胃がんなどでしょう。胃がんの原因として知られるピロリ菌は、慢性胃炎や胃潰瘍を引き起こし、放置するとやがては胃がんへと進行することがあります。胃がんはピロリ菌を殺す抗菌薬で除菌すれば、発症率が低下することがわかっています。

消化管に対する作用で、西洋薬と比べて漢方薬に効果を期待できるのは、主に胃粘膜保護と胃蠕動運動促進です。ですから、必要に応じて胃酸の分泌を抑えるプロトンポンプ阻害薬やH２ブロッカーと漢方薬を一緒に使うことは理にかなっているといえるでしょう。

胃もたれと食欲低下は漢方の得意分野

ドラッグストアで売られている胃腸薬のほとんどは、胃の不快感をとるためのものです。それほど胃もたれや食欲低下はポピュラーな症状です。

◆ケース3　おなかがゴロゴロする

Dさんは40歳の働き盛りのサラリーマン。スポーツマンではありませんが、比較的がっしりしたタイプです。冬でも通勤電車の中ではワイシャツ1枚になってしまうくらいの暑がりですが、悩みは半年前から続いている胃の不快感。なんとなくつかえている感じがすると来院しました。

聞いてみると、会社の健康診断では胃潰瘍や胃がんの心配はなく、ピロリ菌の検査も陰性とのことでした。「そのほかの症状は?」との私の問いに、少し考えて「この数カ月おなかがゴロゴロ鳴って、下痢気味のことが多いです」とDさん。「あと、みぞおちが張っていて、よく胸焼けするようになりました」と話してくれました。

体格と症状から、私は、半夏瀉心湯（はんげしゃしんとう）の典型的な症状だと診断。そこでDさんには、半夏瀉心湯を白湯に溶かしたものに小指の頭ほどの新鮮な生姜（ショウガ）をすりおろして加え、飲みごろの温度にして飲むように勧めました。

2週間後にまた来院したDさんは、すがすがしい表情。不快だった胃の症状や胸焼けは数日ですっかりよくなり、下痢も止まったと満面の笑みでした。

Dさんに**半夏瀉心湯**エキスに生姜の搾り汁を加えるように勧めたのは、その内容を煎じ薬にしかない**生姜瀉心湯**（しょうきょうしゃしんとう）に近づけるためです。**生姜瀉心湯**は比較的体力がある人の胸焼けやげっぷなどの逆流症状によく効きます。このように、漢方薬は本来オーダーメードの煎じ薬で提供しますが、既成のエキス剤でもちょっとしたさじ加減で効果が倍増することがあるのです。このほか、生姜はかぜのときに葛根湯（かっこんとう）などに加えても効果的です。

胃の症状にはまずこの処方

胃の症状で初めに使ってよい処方を3つ紹介します。

1つめは六君子湯（りっくんしとう）です。六君子湯は、虚弱な体格の人で、胃もたれや食欲低下を訴える場合の第一選択薬です。そのほかにも、胃腸の虚弱を疑わせる食後の眠気やだるさ、食べる量が少ない、少し食べるとすぐに満腹になる、空腹で脱力感を覚える、仰向けに寝た状態でみぞおちを軽く叩くとチャポチャポと水の音がするなどの症状を伴うことがあります。

次は半夏瀉心湯です。半夏瀉心湯は、比較的がっしりした体格の人で、みぞおちが苦しくて張った感じが強く、実際にみぞおちを押すと抵抗があって不快、という症状に効きます。

最後は、柴胡桂枝湯（さいこけいしとう）です。この処方は胃痛の改善が目標で、キューッと絞られるような痛みによく効きます。
このように、臨床症状や体格、おなかの所見などを総合的に判断してどの漢方薬を使うかを決めます。胃の不快な症状はポピュラーなものですが、中には消化管以外の病気やストレスなどの症状として起こっている場合もあります。よくある症状だからこそ安易に自己判断せず、その原因を調べておく必要があります。

体格で使い分ける胃もたれの漢方薬

	六君子湯	半夏瀉心湯
体 格	痩せた細身タイプ	比較的がっしりしたタイプ
上腹部症状	胃もたれ 食欲低下 食後の眠気	胃もたれ（つかえ感、張り感）
下腹部症状	あまり訴えない	下痢（軟便程度） 腹鳴
みぞおちの状態	軽く叩くとチャポチャポと水の音がする状態（胃内停水）	張ってつかえ感があり、押すと抵抗がある状態（心下痞鞕）
手足の冷え	強く訴える	ほとんど訴えない

胃の症状に効く漢方薬

次のような胃の症状に処方する漢方薬を紹介します。

【胃もたれ・食欲低下】

①虚弱な体格、食後の眠気とだるさ　↓六君子湯（りっくんしとう）
②みぞおちの張り・つかえ感、げっぷ、胸焼け、腹鳴　↓半夏瀉心湯（はんげしゃしんとう）
③慢性下痢、冷え、尿の色が薄い、痩せ、唾液が込み上げる　↓人参湯（にんじんとう）
④疲れやすい、倦怠感、寝汗　↓補中益気湯（ほちゅうえっきとう）
⑤ストレス性胃炎、息苦しさ、喉のつかえ感、不安感　↓半夏厚朴湯（はんげこうぼくとう）

【胃痛】

①キューッとした痛み　↓柴胡桂枝湯（さいこけいしとう）
②胸焼け、重く鈍い痛み　↓安中散（あんちゅうさん）
③便秘、肩こり、右季肋部（きろくぶ）（右の肋骨のすぐ下）の重さ　↓大柴胡湯（だいさいことう）

【げっぷ・胸焼け】

①みぞおちの張り、腹鳴、軟便傾向 ↓半夏瀉心湯（はんげしゃしんとう）（エキス剤を白湯に溶いて小指頭大の新鮮な生姜（ショウガ）の搾り汁を加えると効果的）

②胃鈍痛、痩せ体型 ↓安中散（あんちゅうさん）

③胃内停水（いないていすい）、げっぷ ↓茯苓飲（ぶくりょういん）

3 便秘を治して快便を目指す

厚生労働省の「国民生活基礎調査」（平成25年版）によると、便秘を訴える人は1000人中で男性が26人、女性は48・7人。年齢別にみると、60歳未満では圧倒的に女性の割合が多いことがわかりました。

このように便秘に悩む人は多いわけですが、便秘とはどのような状態を指すのでしょうか。日本内科学会の定義によると、「3日以上排便がない状態、毎日排便があっても残便感がある状態」とされていますが、回数にかかわらず、おなかが張って苦痛や不快を感じたり、排便回数や便量の減少、硬い便、排便困難、残便感などがある場合には便秘といってよいでしょう。

まずは、西洋医学的に大腸をみてみましょう。

一般的な日本人の大腸の長さは約1・5メートルです。口から入った食物は胃で分解され、その栄養の90パーセントは小腸で吸収されます。大腸ではミネラルや水分の吸収、食物繊維の発酵などが行われ、食物の残りかすは便となって排泄されます。一般的に食べてから排泄されるまでの時間は約30〜48時間、そのうち大腸を通過するのにかかる時間は25〜30時間です。

西洋医学的にみると、大腸は以下のような機能を担っています。

・水分を吸収する。
・ミネラルを吸収する。
・食物繊維を発酵させ、食物の残りかすを固めて便をつくる。
・便を一時的にためておき、蠕動運動によって便を直腸に移動させる。
・細菌に対する防御機構など免疫の働きも担う。

便秘治療のゴールは快便

便秘は、女性の場合は特ににきびや肌荒れの原因にもなりますし、幼い子どもの場合は便秘を改善することで高熱が下がることもあります。

西洋医学では便秘の患者をみた場合、まず大腸がんなどの便秘をきたす原因を究明します。しかし、特別な処置が必要な便秘でない限りは、下剤を処方するだけで、それ以上はあまり重要に考えません。

それに対して自覚症状を重視する漢方治療の場合、気持ちよく便が出ること、すなわち「快便」を重視しますので、そのために便秘を虚実(きょじつ)に分類したり、さまざまな便の性状や身体の状況を考えたりして、数多くある下剤の中から、いちばん適したものを選びます。

便秘を体質の違いからみる

さて、ここからは漢方的に便秘をみていきましょう。漢方の場合は、排便に伴う不快な症状に加え、下剤に対する反応や、おなかを触ってみた所見(腹証(ふくしょう))、便の性状などからその人の便秘が実証(じっしょう)か虚証(きょしょう)かを判断します。そして、その治療のゴールは単に便が出ればいいのではなく、気持ちよく便が出ること、すなわち「快便」です。

実証の便秘と虚証の便秘を、元気な馬と痩せた馬とにたとえてみましょう。元気がよい馬をゴールまで走らせるためには、鞭を打てばよいですよね。同様に、腸管にパワーがある実証の便秘では、下剤という鞭を打てば馬はゴールまで走る。つまり、快便が得られるというわけです。

一方、疲れ切った痩せ馬に鞭を当てたらどうなるでしょう。ゴールまで走るどころか、途中で倒れてしまいます。そのような馬には水やエサを与えて体力を回復させ、様子をみながらなんとかゴールまでたどり着かせなければなりません。虚証（きょしょう）の便秘には下剤のような鞭を打っても快便が得られるどころか、体調を崩すばかりというわけです。

「実証の便秘」と「虚証の便秘」

	実証	虚証
腹証	腹部を触ると弾力がある 腹壁が厚い 肋骨弓角が広い	腹部に力がなく軟弱 肋骨弓角が狭い ガスがたまっている 腹部の動悸
便の性状	太くてつながっている便	ウサギの糞のようなコロコロ便
便秘の状況	1日でも便秘をすると不快	数日間から1週間以上も便が出なくても大丈夫
下剤に対する反応	通常の下剤で気持ちよく便が出る	下剤を増量しても便が出ず、出るときには腹痛を伴う下痢となる 過去に下剤の服用で激しい腹痛や下痢を生じたことがある

症状を改善させる水とエサ

痩せた馬に水やエサをあてがったように、弱った腸管には栄養を与えたり温めたりして血液循環を改善し、過剰な緊張を取り除くなどして機能を戻さなければなりません。対処を誤ると、いくら鞭を打ってもついには馬が動かなくなるのと同じく、下剤の量を増やしても快便は得られません。

漢方の治療では便秘以外に特別な症状がない場合、実証の便秘には**大黄甘草湯**をよく用います。**大黄甘草湯**の1日量には**大黄**が4グラム、**甘草**が2グラム入っています。馬のたとえ話でいうと、**大黄**はセンノシドを含んだ刺激性下剤で鞭に相当し、**甘草**は水やエサにあたります。

漢方では、下剤として**大黄**を単独で用いることはなく、処方としては必要最小限の**甘草**を加えた**大黄甘草湯**という処方にします。私は、この処方が漢方薬の中でも最も鞭の意味合いが強い、〝ムチムチした処方〟だと考えています。それでは、なぜ大黄（だいおう）単独ではなく甘草（かんぞう）を加えるのでしょう。どんなに元気のよい馬でも、ただ鞭を打ち続ければだんだんと体力が低下し、最後は動かなくなってしまいます。ですから、少しでも甘草という水やエサを与えておくという配慮なのです。

大黄を含むほかの処方もすべて同じです。特に虚証（きょしょう）の便秘の場合には注意が必要です。虚証の便秘に対する第一選択薬といってもよい麻子仁丸（ましにんがん）には、水やエサにあたる麻子仁（ましにん）や杏仁（きょうにん）に腸を潤す作用が、枳実（きじつ）や厚朴（こうぼく）にはガスを取り去る作用が、芍薬（しゃくやく）には腸管攣急（れんきゅう）（けいれん）を緩める作用が期待され、それらに鞭としての大黄が組み合わせてあります。

馬が水を飲みたがっているのかエサを食べたがっているのか、うまく見極めることが漢方における便秘治療の極意というわけです。

◆ケース4　コロコロ硬い便が3日に1度

Rさんは小柄で華奢な女性。58歳で出版社の経理部門に勤めています。若いころから便秘がちで、3日に1回程度、コロコロと硬い便が出るとのことでした。便通がないと下腹部に張りと痛みを感じることもあり、市販の下剤を服用してみましたが、ひどく下痢をしてしまいました。

Rさんは会社の人間ドックを受診していて、胃カメラでは異常がなく、オプションで受けた大腸カメラ検査でも問題は見つからなかったそうです。とりあえず安心したものの、便秘による不快な症状は治らず、ぜひ漢方薬で穏やかに治療をしたいと来院しました。

Rさんはあまり顔色がよくありません。診察をすると腹部はフニャフニャして柔らかく、足は冷えて毛細血管が浮き出ているのがわかりました。私は、Rさんの便秘は腹部が冷えて機能が低下した虚証の便秘だと判断。そこで虚証向きの便秘改善の漢方薬である潤腸湯（じゅんちょうとう）を処方しました。1週間ほどで腹痛もなく便通がよくなったと、喜んで報告に来てくれました。

潤腸湯はその名のとおり、腸を潤して蠕動運動を改善させ、便を軟らかくして排便を助ける作用があります。大黄、枳実、厚朴、麻子仁、杏仁など、多くの生薬が麻子仁丸と共通です。それに加えて桃仁、当帰、地黄という滋潤作用と血流の改善作用のある生薬が含まれており、腸の水分が失われコロコロとした硬い便が出るような便秘を改善します。

ひどい便秘はおなかを温める養生も

さて、鞭も打てないほど弱った馬がいたとしましょう。どうしたら快便まで持っていけるでしょうか。

私はこの馬のように虚証の極みのような便秘に、「極虚の便秘」という造語をつくり当てはめています。症状としては、消化管の機能が著しく低下して動かないため、便がたまって出ず、下剤の量を増やしていくといきなり腹が痛くなってひどい下痢をするというもの。これでは、下剤を用いて治療することができません。

当然、大黄が使えませんから、たとえば大建中湯（だいけんちゅうとう）のような処方でおなかをひたすら温めて腸管蠕動運動を改善します。大建中湯は腸管のガスを取り去る山椒（さんしょう）、消化管機能を改善する人参（にんじん）、強力に腹部を温める乾姜（かんきょう）、虚証を補って痛みを緩和する膠飴（こうい）という４種類の生薬で構成され、総じて腸管を強力に温めてガスを取り除く作用がある処方です。

◆ケース5　自発的な排便がない

Yさんは、72歳の痩せた女性です。数年前からほとんど自発的な排便がなく、下剤ばかりを大量に服用し、それでも思うように便通を得ず、浣腸や摘便を試みることもしばしばです。

腹診すると、薄い腹壁の下にガスが大量にたまっていることがわかりました。私は、Yさんを典型的な極虚の便秘と判断。大建中湯を処方しました。それと同時に、冷たい食物を避け、腹を温めるように腹巻きとズボン下の着用を勧め、同時に腹部をマッサージすることなどを指導しました。
2週間ほどして徐々に自力で排泄することが可能になり、最終的にはほかの下剤を一切やめて、大建中湯（だいけんちゅうとう）と麻子仁丸（ましにんがん）だけで3日に1度、定期的に便意を催して自力で便が出るようになりました。

Yさんのような極虚の便秘の場合、**大建中湯**などを飲ませてからだの中から温めると同時に、腹巻きやズボン下で外から温めるなど養生に努めるといっそう効果的です。

漢方の便秘薬には腸の働きを改善する生薬も含まれています。そのため、治療を続けていると腸が自律的に動くようになり、便秘薬の量を徐々に減らせることがあります。瀉下（しゃげ）効果だけを期待してつくられる西洋医学の便秘薬を常用するうちに効かなくなり、どんどん薬の量が増えていく人もいますが、漢方ではそのようなことはほとんどありません。

薬の量を増やさないと排便がないときは、偶発的に大腸がんを併発した場合や**大黄**（だいおう）を長期運用した場合に生じる可能性がある大腸メラノーシス（腸粘膜にメラニン色素が沈着する病気）が進んでいることなどが考えられますので、大腸内視鏡検査を受けることをお勧めします。

便秘の症状に効く漢方薬

証（しょう）の分類に基づく便秘の各症状に処方する代表的な漢方薬です。

【実証（じっしょう）の便秘】

①第一選択薬、市販の漢方便秘薬として多く用いられる
→**大黄甘草湯**（だいおうかんぞうとう）

②上腹部の張り、丈夫な体格、脂肪肝、アルコール性肝障害 ↓大柴胡湯（だいさいことう）

③太鼓腹の肥満症（内臓肥満）、メタボリックシンドローム ↓防風通聖散（ぼうふうつうしょうさん）

【虚証（きょしょう）の便秘】

①体力のない高齢者や虚弱者、ウサギの糞のようなコロコロ便、腹部に力がない ↓麻子仁丸（ましにんがん）

②①に当てはまる人で麻子仁丸を用いても効果がない場合
↓潤腸湯（じゅんちょうとう）（麻子仁丸より便を潤す作用が強い）

③下腹部痛、残便感、腹部膨満、便秘型の過敏性腸症候群
↓桂枝加芍薬大黄湯（けいしかしゃくやくだいおうとう）

【はなはだしい虚証の便秘】 ※大黄（だいおう）を含まない漢方薬

①過敏性腸症候群、腹痛、下痢と便秘を繰り返す、残便感、腹部膨満
↓桂枝加芍薬湯（けいしかしゃくやくとう）

②過敏性腸症候群、腹痛が強い、胃腸虚弱な小児の便秘 ↓小建中湯（しょうけんちゅうとう）

③更年期症候群、ホットフラッシュ、更年期の軽度な便秘 ↓加味逍遥散（かみしょうようさん）

④ガスによる腹部膨満　→大建中湯（だいけんちゅうとう）
⑤胃腸機能低下、痩せ　→人参湯（にんじんとう）（冷えが強い場合には附子（ぶし）を加える）

4　下痢を治す

下痢とは、健康時の便と比較して非常に緩いゲル状、もしくは液体状の便のことをいいます。健康な便（バナナ状）の水分含有量は70〜80パーセントですが、泥状便の場合は80〜90パーセント、水様便の場合は90パーセント以上が水分。逆に硬便の水分含有量は少なくて、60〜70パーセントです。

下痢は急性と慢性に分けられます。急性下痢は細菌感染が原因であることもあり、その場合は西洋薬の出番です。ただし、ノロウイルス感染症などのウイルス性胃腸炎では漢方薬を用いると症状が緩和されることが少なくありません。冬になると流行するノロウイルス感染症は、感染すると1～2日で胃の不快感や口の渇き、噴水状の嘔吐や激しい下痢などの症状があらわれます。この病態を漢方では「水逆(すいぎゃく)」といい、**五苓散(ごれいさん)**がよく効きます。何度も嘔吐をしますので**五苓散**をお湯に溶いて適温に冷まし、少しずつ服用するととても効果があります。子どもや老人の場合は、下痢や嘔吐が長く続くと脱水になりやすいので、**五苓散**を飲ませていても注意する必要があります。

慢性の下痢は、大腸がんやクローン病など大腸や小腸の疾患、慢性膵炎、糖尿病などによって起こることがありますが、多くは原因を特定することができない機能性の下痢です。

ストレスも腹痛や下痢の原因になります。ストレスについては5章で解説していますが、腹痛を伴って下痢と便秘を繰り返す人は過敏性腸症候群と考えられます（133ページ参照）。この場合、最もよく用いる処方は**桂枝加(けいしか)芍薬湯(しゃくやくとう)**です。

下痢の治療も体質の見極めが大切

下痢の治療も体質の見極めが大切で、やはり漢方的に陽証か陰証の下痢かによって薬を使い分けます。

陽証の下痢は症状が激しい熱性の下痢で、細菌やウイルスによる感染性の急性下痢が代表です。陽証の下痢は一般的に重篤な症状を引き起こし、西洋医学的な治療が必要になります。しかし、冬季に流行するノロウイルス感染症のような急性ウイルス性胃腸炎などは漢方治療がよく効きますので、自己判断せずに速やかに医師の診断を仰ぎ

「陽証の下痢」と「陰証の下痢」

	陽証の下痢	陰証の下痢
特徴	急性で激しい下痢で、しぶり腹を伴う 粘液性または粘血便性のこともある	慢性的にさらっとした水様便が頻回に出る状態 腹痛を伴わないか、伴っても軽度である
原因	炎症性で細菌やウイルス感染によるものが多い	非炎症性で腸管の機能低下によるものが多い

ましょう。

一方、陰証の下痢は腹部が冷えた慢性的な水様の下痢が主体で、多くは腸管の機能低下によるものです。

漢方の下痢治療

陽証の下痢に対しては、漢方薬で対処するとすれば**大黄**、**黄連**、**黄柏**など、腸の熱をとる方向に働く生薬が入ったものを用います。陰証の下痢はおなかが冷えている状態なので**人参**、**乾姜**、**附子**など、おなかを温める生薬が入った漢方薬がよく効きます。カイロなどでおなかを温めるのも効果がありま す。

◆ケース6　冷え性で水様の便が止まらない下痢

Nさんは35歳のOL。冷えに悩まされ続けて、最近はおなかをこわすようになってしまいました。「先日も冷えたせいか水様の便が出て、会社を休んでしまいました」と訴え、冷えと下痢を改善したいと来院しました。

話を聞いてみると、学生のころはさほど冷え症を意識しなかったそうです。Nさんは中背の痩せ型。下痢の症状は1年ほど前からで、最初は泥状の便が出て、水様になったのは最近のこと。腹痛もあるのでかかりつけの内科医を受診し、整腸剤や下痢止めを処方されて凌いできました。慢性の水様下痢で、「薬を飲むとすぐよくなるのですが、やめるとまた症状が出ます」という訴えに、私は陰証の下痢の典型的なパターンだと判断。人参湯（にんじんとう）を処方し、腹部を腹巻きとカイロで温めるように指示しました。

Nさんは帰宅後に人参湯を飲み、すぐにからだが温まってきたと感じたといいます。4週間後に来院したときには顔色もよく、別人のように元気な笑顔をみせてくれました。

Nさんのように痩せていて冷え症の人の下痢は、多くは胃腸の冷えが原因です。からだが冷え、さまざまな臓器の機能が低下して水分の吸収がうまくいかず、下痢をするのです。このような下痢は慢性化することもあり、まずはおなかを温めることが大切です。

陰証（いんしょう）の下痢を起こしやすい人は普段から腹巻きやズボン下などでおなかを冷やさないようにし、からだを温める作用のある温性食物（２７５ページ参照）をよく噛んで食べるように心がけるなど、日ごろの養生によって症状はだいぶ改善されます。

下痢の症状に効く漢方薬

証（しょう）の分類に基づく下痢の各症状に処方する代表的な漢方薬です。

【陽証の下痢】（急性下痢）

①乳幼児の下痢嘔吐症（ノロウイルス、ロタウイルス）、喉が渇いて水を飲みたがり、飲むとすぐに噴水状に吐き出す「水逆」→五苓散

②みぞおちの張り、腹鳴→半夏瀉心湯

【陰証の下痢】（慢性下痢）

①食欲低下、胃もたれ、手足の冷え、痩せ、尿の色が薄い→人参湯

②だるくて横になりたい、顔色不良、明け方の腹鳴と下痢→真武湯

③下痢、ガスで腹が張る、腸がゴロゴロと動く→大建中湯

精密検査が必要な下痢

便の状態や便通の具合から、重篤な腸の疾病が疑われることもあります。特に大腸がんは自覚症状のないことが多く、下痢や便秘といった症状から発見されることもありますので、定期的な検診をお勧めします。次のような症

状がある場合は、速やかに西洋医学による検査や治療を受けましょう。

- 便に血や粘液が混じっている。
- 黒ずんだ便や赤っぽい便、あるいは灰白色の便が出る。
- 便検査で潜血反応が陽性である。
- 最近、急に便秘や下痢になった。
- 強い腹痛や嘔吐、発熱を伴う。
- 治療を行ったが十分な効果が得られない。

5 もう腹痛で悩まないために

腹痛の原因はさまざまですが、炎症や感染症、がんなどによるものは、もちろん西洋医学の治療が優先されます。一方で、冷えによるものや、ガスがたまりおなかが張ったために起こったもの、下痢によるものには漢方薬が有効です。

最近は腹痛や便秘、下痢を伴う大腸の病気として、過敏性腸症候群が増えています。これは自律神経のバランスが崩れることによって起こるとされ、腹痛や腹部不快感、下痢、便秘を繰り返します。ストレスが深くかかわる現代病の一つで、日本人の10〜20パーセントにみられ、特に20〜30歳代の若年者に多い病気です。

腹痛にも漢方薬が効く

過敏性腸症候群に対して、西洋医学の治療は、香辛料や脂っこいものなど腸を刺激する食物を避けて規則正しい生活と食事の習慣を身につけ、適度な運動で腸の働きを整え、必要によっては薬物療法を組み合わせて行います。

漢方治療では**桂枝加芍薬湯**（けいしかしゃくやくとう）が第一選択薬です。この処方で7〜8割の患者さんの症状が軽くなるという報告もあります。腹痛が強い場合は小建中湯（しょうけんちゅうとう）を用いることもあります。

漢方薬は、一般的には緊張しそうな場面に臨むからと頓服のように飲むのではなく、日ごろから毎日飲むことで穏やかな治療に結びつきます。西洋医学の場合は複数の薬を飲むことが多いのに対し、1つの薬で過敏性腸症候群の多彩な症状を改善することができるのも漢方の特徴です。心身のバランスが整えば、さまざまな症状も改善に向かいます。

◆ケース7　緊張するとおなかが痛くなる

32歳の男性、Aさんは生真面目な性格。事務職から営業担当に異動し、顧客の前でプレゼンテーションをする機会が多くなりました。昔から緊張症で多くの人の前で話すことはあまり得意でなかったAさん。仕事だからと奮闘していますが、大きなプレゼンテーションを前にするとおなかが痛くなるようになり、先日は社内のミーティングで経過報告をするときにも冷や汗をかき、何を言ったらいいのかわからなくなってしまったそうです。肝心なところで緊張してしまう性格は仕方がないとしても、大事な場面でせめて腹痛だけは起こしたくないと来院しました。

Aさんのような緊張による症状は、生理学的には自律神経の中の交感神経が極度に緊張するために生じます。これは動物が危急存亡の場面に遭遇したときに命を守るための生体反応なのですが、ストレスが多い現代社会では、日常生活で必要以上に緊張が高まるとこのような症状が出てしまいます。

私は、Aさんの症状は自律神経のバランスが崩れる過敏性腸症候群であると診断。桂枝加芍薬湯(けいしかしゃくやくとう)を用いて様子をみることにしました。同時に、リラックス状態をつくる自律訓練法などほかの治療法を組み合わせることも提案。手足の末端を冷やさないように心がけることで、緊張状態に陥らないようにとアドバイスをしました。

桂枝加芍薬湯(けいしかしゃくやくとう)を飲み続けたことで、Ａさんのおなかの痛みはほぼ解消。プレゼンテーションの前でも腹痛に悩まされることはなくなったといいます。その安心感のおかげか緊張することも少なくなり、リラックスしようと思う心の余裕もできました、と喜んでいます。

冷えによる腹部の不調に効く養生

おなかの冷えによる諸症状（便秘、下痢、腹部膨満、腹痛など）に対しては、漢方薬や鍼灸療法に加え、次に示したように養生を行うと効果的です。

①腹巻きやズボン下などを着用したり、カイロを当てるなどして、特に下腹部を温める。

※温めると胃腸の調子もよいという場合は、胃腸の冷えが胃腸症状の一因になっていると考えられる。

② 加熱した食物や、からだを温める作用がある温性食物を摂取し、寒性食物を避ける（275ページ参照）。

③ 朝食を欠かさず規則的な食事や排便を習慣づけ、早寝早起きするなど生活のリズムを整える。

腹痛の症状に効く漢方薬

証（しょう）の分類に基づく便秘や下痢などの各症状に処方する代表的な漢方薬です。

① 過敏性腸症候群、ストレス性下痢、下痢と便秘を繰り返す、しぶり腹
↓桂枝加芍薬湯

② 虚弱児、虚弱体質、食が細い、食事に時間がかかる、腹痛を伴う下痢便秘 ↓小建中湯（しょうけんちゅうとう）

③ ガスで腹が張る、冷えで腹痛を生じる ↓大建中湯（だいけんちゅうとう）

4-1 胃の症状に効くつぼ

【イライラすると具合が悪くなるタイプ】

症状：胃が張って痛む。痛む場所がみぞおちから肋骨の下へと移動する。下痢と便秘を繰り返し、よくおならが出る。胸焼けやげっぷ、苦い水が出ることもある

治療のつぼ＝陽陵泉、足三里、中脘

【夏に調子が悪くなるタイプ】

症状：胃がもたれるため食欲がない。脂っこいものや味の濃いものを食べると、胸焼けや吐き気、下痢をする。ネバネバした未消化の便で肛門に灼熱感がある。口臭がある。からだが重い。下肢がむくむ。梅雨どきや暑いときに症状が悪化する

治療のつぼ＝足三里、陰陵泉、曲池

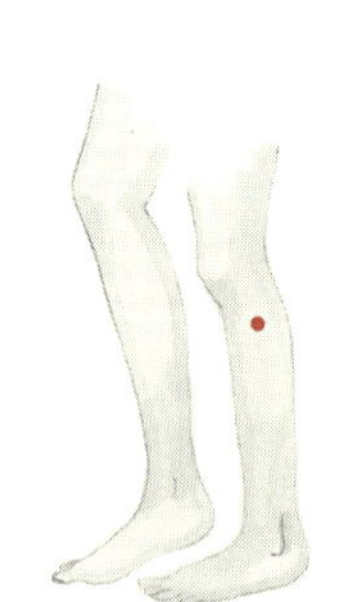

【陽陵泉（ようりょうせん）】膝下の外側のやや下にある大きな骨のすぐ下

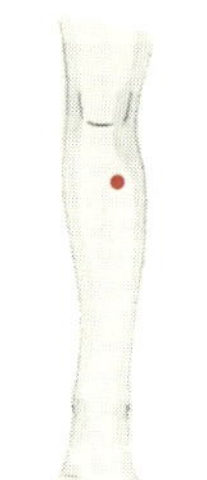

【足三里（あしさんり）】膝下のすねの上にある突起した骨の下縁から、外側に指2本分のところ

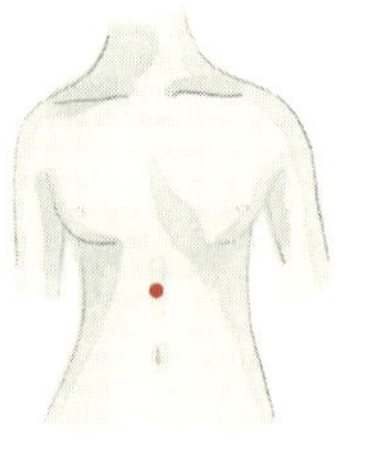

【中脘（ちゅうかん）】へそとみぞおちの中間

【陰陵泉（いんりょうせん）】向こうずねの内側で、内くるぶしからすねに沿って上がっていくと膝の下で指が止まるところ

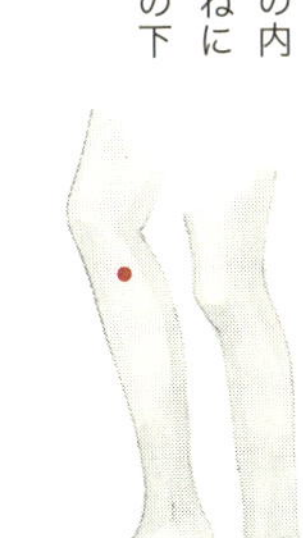
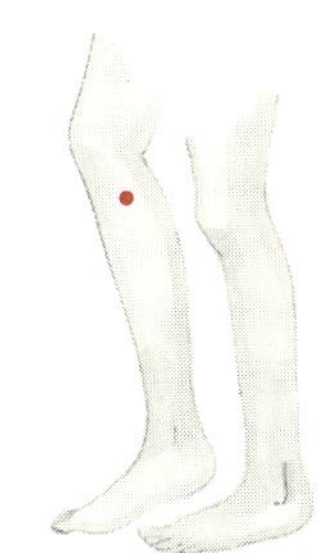

【曲池（きょくち）】肘を曲げたときにできる横じわの外端

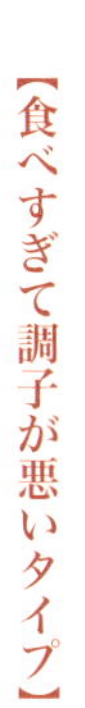

【食べすぎて調子が悪いタイプ】

症状：胃の中に食べ物が残っている感じがして食欲がない。食後の胃が詰まった感じでもたれる。口臭が強く、げっぷと酸っぱい水が上がる

治療のつぼ＝内庭、天枢、足三里

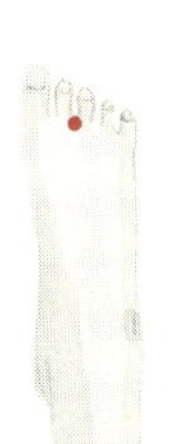

【内庭（ないてい）】足の甲側の人さし指と中指とのつけね

【天枢（てんすう）】へそから外側に指3本のところ

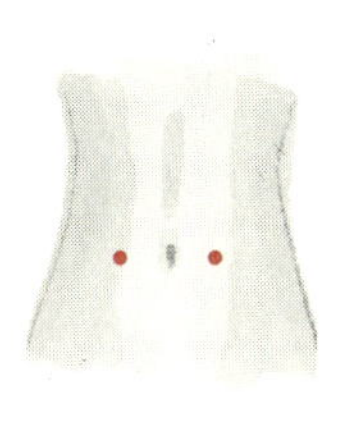

【太れないタイプ】

症状：おなかはすくが食べられない。胃に鈍い痛みがある。食後に吐き気が起きる。喉が渇き、口が苦い。便は硬く便秘傾向が強い。肌がカサカサして潤いがない。また口臭もある

治療のつぼ＝照海、胃兪、足三里

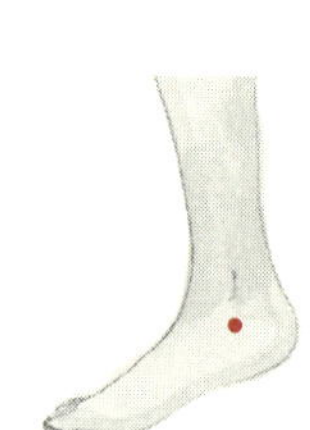

【照海（しょうかい）】内くるぶしの下端より真下へ指1本のところ

【胃兪（いゆ）】腰のくびれ（ウエスト）の高さで、背骨から指2本分外側のところ

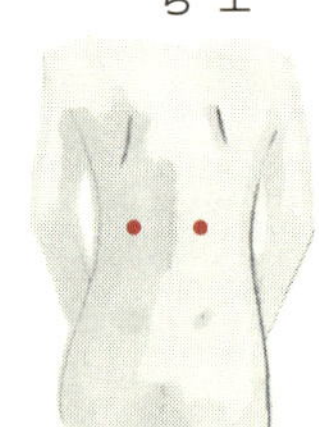

【足三里（あしさんり）】膝下のすねの上にある突起した骨の下縁から、外側に指2本分のところ

4-2 便秘や下痢に効くつぼ

【基本のつぼ】
大腸の疾患に用いる天枢と大腸兪を基本にする。

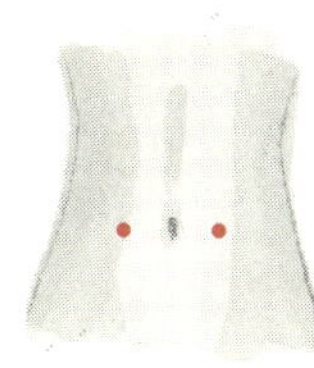

【天枢（てんすう）】へそから外側に指3本のところ

【大腸兪（だいちょうゆ）】左右の骨盤のてっぺん（ベルトライン）に沿って、背骨から外側に指2本分のところ

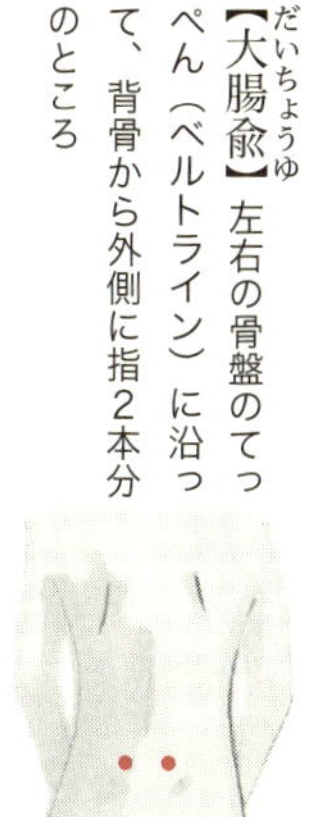

【いつもイライラ憂うつタイプ】

▽便秘

症状：ストレスや環境の変化で下痢になりやすい。腹痛（脹痛）を伴う。鉛筆のような便ですっきり出ない。ため息がよく出る

治療のつぼ＝基本のつぼ（天枢＋大腸兪）に行間を組み合わせる

【行間（こうかん）】足の甲側の親指と人さし指のつけね

▽下痢

症状：ストレスや環境の変化で下痢になりやすい。リラックスしているときは症状が軽い。腹痛（脹痛）を伴う。アヒルの糞のようにベットリしている

治療のつぼ＝基本のつぼ（天枢＋大腸兪）に太衝を組み合わせる

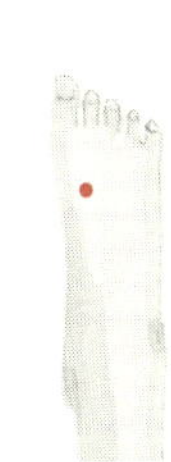

【太衝（たいしょう）】足の甲側の親指と人さし指のつけねから、足首の方向へ指で押し上げて止まるところ

【疲れるとイライラするタイプ】

▽便秘

症状：身体的、精神的にムラがある。便秘により腹痛（張ったような痛み）があり、ガスが多い。下痢と便秘を繰り返す。普段は軟便だがストレスで便秘となる

治療のつぼ＝基本のつぼ（天枢＋大腸兪）に陽陵泉を組み合わせる

▽下痢

症状：身体的、精神的にムラがある。腹痛（脹痛）。ガスが多い。下痢と便秘を繰り返す

治療のつぼ＝基本のつぼ（天枢＋大腸兪）に陽陵泉を組み合わせる

【陽陵泉（ようりょうせん）】膝下の外側のやや下にある大きな骨のすぐ下

【疲れやすいタイプ】

▽便秘

症状：食後眠くなる。便意を催しても出ない。食べると腹脹する。疲れやすい

治療のつぼ＝基本のつぼ（天枢＋大腸兪）に足三里を組み合わせる

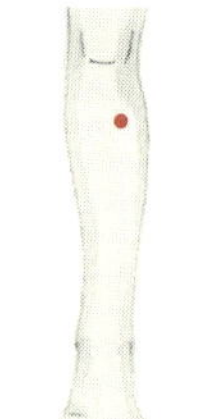

【足三里（あしさんり）】膝下のすねの上にある突起した骨の下縁から、外側に指2本分のところ

▽下痢

症状：シクシクした腹痛。食が細い。排便後に疲労感が強い。四肢が重い

治療のつぼ＝基本のつぼ（天枢＋大腸兪）に中脘を組み合わせる

【中脘（ちゅうかん）】へそとみぞおちの中間

【足腰が冷えてだるいタイプ】

▽便秘

症状：おなかが冷えて痛む。疲れやすく元気がない。冷えたり疲れたりすると悪化する。温かい飲み物を好む

治療のつぼ＝基本のつぼ（天枢＋大腸兪）に関元を組み合わせる

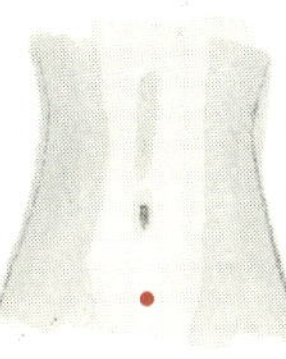

【関元（かんげん）】へそから真下に指4本のところ

▽下痢

症状：おなかが冷えて痛む。食欲低下。冷えや疲労により悪化。手足の冷え

治療のつぼ＝基本のつぼ（天枢＋大腸兪）に太渓を組み合わせる

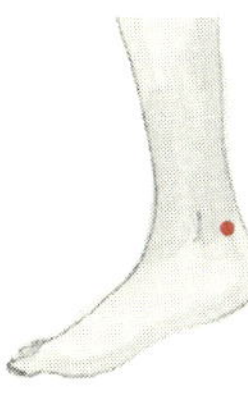

【太渓（たいけい）】足の内くるぶしとアキレス腱との間で、脈の触れるところ

【ベトベトタイプ】

▽便秘

症状：便がベトベトしていてふき取りにくい。残便感があって臭い。からだがだるい

治療のつぼ＝基本のつぼ（天枢＋大腸兪）に陰陵泉を組み合わせる

▽下痢

症状：便がベトベトしていてふき取りにくい。便が臭い。酒や辛いもの、脂っこいもので悪化する

治療のつぼ＝基本のつぼ（天枢＋大腸兪）に陰陵泉を組み合わせる

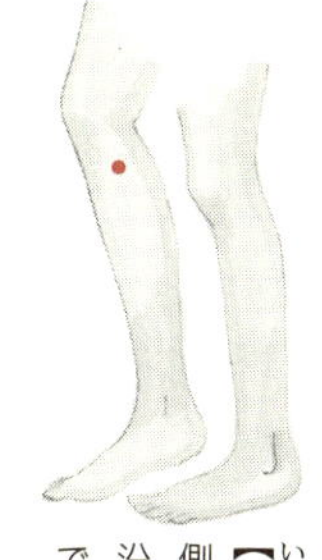

【陰陵泉（いんりょうせん）】向こうずねの内側で、内くるぶしからすねに沿って上がっていくと膝の下で指が止まるところ

「養生」で明るく楽しい毎日を

養生とは、簡単にいえば、積極的に食事や生活、運動、気功など心身のバランスを保つこと。それにより、からだ全体の免疫力が高まって健康になるのです。

具体的には、日々の暮らしの中で過度な飲食は慎み「腹八分目」を心がける食養生、規則正しい生活・習慣を心がけること、適度にからだを動かす運動、気を取り込んでからだにめぐらせる気功などがあります。

ところが、日ごろの養生をなかなか許さないのが現代社会というものです。食生活の偏りや夜更かし、睡眠不足など、私たちのからだは昔と比べて大きく変化した環境のせいでさまざまな試練にさらされています。

特に深刻なのは、会社や学校、地域社会や家族内での人間関係によるストレスです。先に説明したとおり、漢方の立場はからだとこころの双方が影響を及ぼし合い、切り離せないと考える「心身一如（しんしんいちにょ）」です。そのため、不健康なこころの状態は放っておけません。詳しくは次の「ストレス」の章（146ページ参照）で説明しますが、最も効果的なのはストレスのもとを遠ざけて、なるべく「楽しい」と感じる毎日を送ることです。笑いによって免疫活性力が向上するという西洋医学的な調査結果や、たとえハードロックであっても自分の好みの音楽を聴くと脳波が安定するというデータもあるくらいです。

このように、現代人の養生はからだとともにこころの健康をも保つものでなければなりません。からだの具合が悪いと気持ちも前向きにならないもの。逆に考えれば、からだの調子が整えばおのずと明るく楽しい毎日が過ごせるようになる。これが長寿の秘訣かもしれません。

「心身一如」がモットーの漢方は、ストレス社会を健康に乗り切って天寿を全うするための処方箋でもあります。

Chapter 5

ストレスをコントロールする

２０１５年12月から厚生労働省の指導で、従業員50人以上の企業には職場のストレスチェック制度が義務づけられました。もはや誰もがストレスと無縁ではいられない社会になったようです。

ストレスという言葉はもともと物理学の用語で、物体に圧力をかけたときに生じるひずみを意味しています。適度な力で投げたならゴムボールは何事もなかったように弾んで元に戻りますが、ものすごく強い力でコンクリートの壁に投げつけたらへこんだまま戻りません。これがストレス。柔らかい人間のこころもからだも、過度なストレスは禁物です。漢方はストレスにどのように対処できるのでしょう。

1　漢方で健康なこころとからだを取り戻す

もともとは物理学用語であるストレスの概念を初めて人間に応用したのが、1936年にカナダ人の生理学者ハンス・セリエによって提唱された「ストレス学説」です。セリエは、人間が外界から受けるさまざまな刺激や負担を「ストレッサー」と呼びました。冒頭のボールのたとえを人間に置き換えれば、へこんだままのボールが心身の不適応反応であるストレス状態に置かれた私たちなのです。

さまざまな症状となってあらわれる

度をこえたストレスは、こころにもからだにも影響し、広範な症状となってあらわれます。そのもととなるストレッサーも、身体的なもの、環境的なもの、社会的なもの、心理的なものなど多様であるため、治療はひと筋縄ではいきません。

一つひとつの原因、一つひとつの症状にそれぞれ対応していくことは困難ですが、漢方は、こころとからだを一元的に捉える「心身一如（しんしんいちにょ）」という立場をとり、心身両面から対処を考えます。ですから、ストレスに対してもこころの動きとからだにあらわれた症状を関連づけ、症状を総合的に理解し、心身両面に作用して複数の症状を改善する漢方薬で治療します。

気づかないストレスもある

一般的にストレスというと、人間関係や種々の不安などの社会的・心理的ストレスを思い浮かべるでしょう。実は、寒暖や騒音などの物理的・化学的ストレスや、過労などの生理的ストレスのように、そうとは意識せずにさらされるものもあります。

・物理的・化学的ストレス　↓暑さ、寒さ、騒音など
・生理的ストレス　↓過労、感染など
・社会的・心理的ストレス　↓職場や学校での人間関係、職場での不満、種々の失望や挫折、老後への不安

このように、ストレスにはさまざまタイプがあることを知っておくと、全体的なストレス量を減らすのに役立ちます。

ストレス過多になると、精神面だけではなくからだにもさまざまな症状があらわれます。ストレスが要因となってこころとからだに症状が出現する心身症は、一般にもよく知られています。

代表的な心身症として、次のような疾患があります。

・消化器疾患　↓機能性ディスペプシア、過敏性腸症候群、呑気症、神経性食欲不振症など

・呼吸器疾患　↓気管支喘息、過換気症候群など

・循環器疾患　↓高血圧症、不整脈、心臓神経症など

これらだけではなく、こころの問題はさまざまな疾患に影響を与えています。たとえば、軽度の肝機能障害を伴う慢性肝炎でも倦怠感を強く訴える人がいますが、これもある意味では心身症とみなすことができます。

心身症の治療は、こころとからだの両方に働きかける必要があります。これこそ、両者を一体のものとして考える漢方の得意とするところです。

緊張やストレスからくる胸の不快感

緊張したり不安を感じたりすると、胸がドキドキするというのはよくあることです。しかし、本人がすぐに思いあたる理由もないのに日常的に動悸や胸苦しさを自覚するようになると、健やかな毎日を送ることはできません。

私たちは2002年に長野県のある山村で住民約1200人に対して漢方医学に基づく自覚症状に関するアンケート調査を実施しました。その結果、自分が「健康ではない」と感じている人はどの年代でも2～3割を占め、それが「階段・坂道をのぼると息切れする」「ちょっと動くと動悸がする」「ときどきまたはいつも不整脈・頻脈がある」「胸が苦しい感じがする」といった胸部の不快感と深く関連しているということがわかりました。この中には心臓や肺に病気がある人もいましたが、ほとんどが特別な病気を持たない人たちでした。

このように、ストレスによって生じる動悸や胸苦しさなどの胸部症状は不健康感を助長し、それを気に病むことがさらにストレスとなることが容易に想像されました。逆にいえば、重篤な疾病を除いて胸部の不快感を漢方的に治療すれば、多くの人が健康感を取り戻すことができるのです。

漢方では、緊張しやすい体質を改善するときによく用いる処方として**柴胡加竜骨牡蛎湯**（さいこかりゅうこつぼれいとう）があります。この処方は、動悸がする、眠りが浅い、音などに驚きやすい、神経過敏であるなど、普段から交感神経が緊張しやすいことが目安となります。また、ストレスによるうつ状態も改善してくれます。抗ストレス作用が強く、現代のストレス社会で多用される漢方薬です。痩せて体力がない場合は、**柴胡桂枝乾姜湯**（さいこけいしかんきょうとう）や**桂枝加竜骨牡蛎湯**（けいしかりゅうこつぼれいとう）を考えます。

また、認知症のせいで攻撃的になり怒りっぽくなるなどの症状を緩和するとして最近注目される**抑肝散**（よくかんさん）は、すぐに興奮する人で、緊張して筋肉がピクピクと引きつるような場合に適しています。苓桂甘棗湯（りょうけいかんそうとう）は、動悸や腹痛が突き上げるように繰り返す人に処方し、黄連解毒湯（おうれんげどくとう）は、血圧が高く、のぼせ顔で気分がイライラし、眠れないという人の鎮静作用に用います。

こころとからだを同じレベルで治療

漢方薬は、症状が出たからと頓服のように飲むのではなく、日ごろから服用することで穏やかな治療に結びつきます。

◆ケース1　ドキドキして目覚めると寝汗でびっしょり

Aさんは45歳の独身女性。家電メーカーの企画開発部リーダーとしてバリバリ仕事をしています。仕事は大変ですがやりがいがあり、同僚や友人とおいしい店を探して会食するのがなによりの気晴らしだといいます。

充実した毎日を送っていたAさんですが、この2カ月ほど夜中に動悸を感じて目覚めることが多くなりました。しかも、首のあたりを中心に寝汗もひどいそうです。特にここ数週間は眠りも浅く、ドキドキするとすぐ目を覚ましてしまうので熟睡感がなく、そのせいもあってか仕事上のささいなトラブルでも以前のように前向きになれず、ただただイライラが募るばかり。心臓の具合が悪いのではと専門医にかかりましたが、検査の結果、異常はありませんでした。

会食の折にその悩みを打ち明けたところ、冷え症を治したいと漢方治療を受けている友人から勧められたとのことで来院しました。

話を聞くと、会社で会議中に突然、カーッと熱くなり汗が噴き出すこともあり、いつまたそのような症状になるかと会議のたびに気になるそうです。さらに時間をかけて聞いてみると、その症状が更年期によくある症状だと知り、急に漠然と将来に対して不安を感じるようになったといいます。

「定年後は何をするのか、病気にならずに一人で生きていけるのか、ちょっと考えると次から次へと心配になってきます」と浮かない表情です。私は、これは加味逍遥散（かみしょうようさん）の適応だと即断。この処方でホットフラッシュや動悸などの身体症状が治まれば、不眠やイライラなどの精神症状も同時に治ると考えました。４週間後、再診に訪れたＡさんは、初診のときとは見違えるほど明るい表情。ホットフラッシュも、動悸で目覚めることも、ほとんどなくなり、よく眠れるとのこと。「以前のように前向きな気持ちで仕事に取り組めるようになりました。また大きなプロジェクトの企画を任されそうです」と笑顔で報告してくれました。

ストレスがもとになって起こる症状は多種多様で、西洋医学的な検査をしても数値にあらわれず、明確な原因が見つかりません。捉えどころがないため、不定愁訴といわれることもあり、すっきり治らないことが多々あります。一方、漢方ではこのAさんの例のように、こころとからだを1つの薬で治療できることも珍しくありません。

西洋医学が苦手なストレスによる体調不良

ストレスがもとになっているからだの不調は、病名がはっきりつけられないことがよくあります。西洋医学は原因を突き止めてそれを治すのが本来のあり方ですから、病名のつかない症状の治療は苦手な分野です。しかし、症状をターゲットにする漢方治療は、このような場合にも有効です。

ストレスが原因の不調に対する漢方治療には以下の特徴があります。

- 西洋医学的な病名（うつ状態、心身症、神経症など）に対してではなく、あらわれた症状に基づいて処方が決まる　↓ストレス以外によると思われる症状も改善できる。
- 「心身一如（しんしんいちにょ）」の医学であるため、精神状態と身体症状を同時に治療できる　↓心身症に対応しやすい。
- 漢方薬を煎じるなどの手間をかけることで、病気に対して自ら積極的に対処しようと考えるようになる。
・家族全員を治療すると著しい効果がみられることがある。
・一般的に副作用が少ない。

ストレッサーを断つことで症状は改善する

からだの不調にストレスが絡んでいる場合、こころの状態とからだの状態のどちらもきちんとみていく必要がありますが、最も大切なのはストレスの原因であるストレッサーを断つことです。その人を取り巻く環境の改善や心理療法、西洋薬なども組み合わせ、薬物療法だけではない総合的な治療を行います。

◆ケース2　すぐかんしゃくを起こす子ども

Dちゃんは4歳の男の子。機嫌がよいとよく笑いますが、ふとしたきっかけで笑顔が一変。大声で泣きわめいたり、物を投げたり、かんしゃくを起こします。「昔から〝疳(かん)の虫(むし)〟は子どもにはよくあることよ、と義母は言ってくれるのですが、心配で」というお母さんと一緒に来院しました。

よく症状を聞いてみると、普段から夜泣きや歯ぎしりが多く、落ち着きがないとのこと。発作のようにかんしゃくを起こしたときは、顔がピクピクとけいれんするといいます。

私は、これは明らかに五臓(ごぞう)でいう「肝(かん)」の問題だと考えました。「心身一如」で考える漢方では、基本概念である気(き)・血(けつ)・水(すい)や五臓などの理論の中に、初めから心身相関の考え方が組み込まれています。肝は筋肉や目などのからだの部分だけでなく、青色や怒りという感情とも結びついていると考えられていて、顔面をピクピクとけいれんさせ、青筋を立て、目を血走らせて怒っている状況は、まさに肝の失調であり、肝のたかぶりを抑える作用がある抑肝散という処方の適応なのです。

ところが2週間後に来院したときに話を聞くと、Dちゃんの症状はほとんど改善していないとのこと。話しているお母さんも相当イライラしているようで、診察室でも落ち着きがないDちゃんに「静かにしなさい！」と大声で叱っています。

そこで私は、「抑肝散は母子同服」であることを思い出し、Dちゃんと一緒にお母さんにも飲んでもらうことに。すると1週間も経たないうちに、Dちゃんは落ち着き、かんしゃくを起こすこともなくなりました。母親も、見るからに穏やかそうな表情です。「私も安眠できるせいかイライラしなくなりました」と報告してくれました。


Dちゃんの場合、かんしゃくを起こすほどのストレスは、実はお母さんのイライラが原因だったのです。このようにストレスが原因となっている不調は、周囲の環境に目を向けることも大切です。まず、その第一候補が家族。

このケースでも、子どもとお母さんの両方にイライラして怒りっぽい状態を改善する抑肝散（よくかんさん）という漢方薬を出したところ、ほどなくして2人とも落ち着き、お母さんには笑顔が戻りました。

抑肝散は昔の漢方の本に「母子同服」と書かれていますが、まさにそのとおりだったわけです。

ストレスによる症状には、必ず波があるのも特徴です。よくなったり悪くなったりを繰り返しますから、長期的な視点で病気をみることが重要です。漢方薬を処方してすぐに劇的な症状の改善がみられなくても、私はよく患者さんに「漢方治療を始める前の状態と今とを比べてみてください」と話します。今の症状を評価するときは、前日ではなく、最も悪かったときと比べるのです。漢方治療の目標は目の前に打ち寄せる波ではなく、潮の干満のような大きな流れを改善して全体的によい状態へと引き上げていくことです。

心身の緊張を和らげる養生法

持続的なストレスはまた、心身を緊張させる交感神経を過剰に興奮させ、その影響で末梢血管が収縮して血のめぐりが悪い状態を招きます。その結果、手足の冷えや低体温だけでなく、疲労や肩こり、肌荒れ、頭痛などを引き起こすこともあります。

心身の緊張を和らげる日ごろの養生法を紹介します。

・ストレスを避ける　↓ストレスの原因を探し出して可能な限り遠ざける。
・リラックスする　↓音楽、アロマ、趣味、森林浴、旅行など、好みのものでリラックスする。
・深呼吸する　↓呼吸法、ヨーガ、太極拳などを行う。
・からだを温める　↓入浴、湯たんぽ、腹巻き、温性食物、漢方薬などを用いる。

ストレスによる不調を改善する漢方薬

漢方は、こころとからだの全体バランスを正すという観点に立って治療することが大切です。ストレスが原因となっている不調を治療する場合に処方される西洋薬の中には、自己判断で中止したり急激に量を減らしたりすると危険なものもありますから、必ず医師の指示に従って服用しましょう。

【のぼせ感、赤ら顔、興奮、焦燥感のある場合】

黄連(おうれん)・黄芩(おうごん)を含む処方

①体力充実、イライラ、頭痛、のぼせ、不眠　→黄連解毒湯(おうれんげどくとう)

②右の症状に加えて便秘　→三黄瀉心湯(さんおうしゃしんとう)

③みぞおちのつかえ感、吐き気、げっぷ、腹鳴、下痢傾向　→半夏瀉心湯(はんげしゃしんとう)

④更年期症状、のぼせ、めまい　→女神散(にょしんさん)

【ストレス性肩こり、口の苦みや粘つき、上腹部の重い感じがある場合】

柴胡（さいこ）を含む処方

①体格が普通、上腹部痛、肩こり　↓柴胡桂枝湯（さいこけいしとう）

②肥満傾向、体力充実、便秘、上腹部の張りと痛み、高血圧　↓大柴胡湯（だいさいことう）

③体力充実、神経過敏（動悸、驚きやすい、不眠）、持続ストレスによる高血圧　↓柴胡加竜骨牡蛎湯（さいこかりゅうこつぼれいとう）

④神経過敏、痩せ体格、寝汗、柴胡加竜骨牡蛎湯の虚弱タイプ　↓柴胡桂枝乾姜湯（さいこけいしかんきょうとう）

⑤攻撃的性格、怒りっぽい、イライラ、不眠、動悸、チック　↓抑肝散（よくかんさん）

⑥更年期症状、ホットフラッシュ、発作性発汗・動悸、訴えが多彩で変化する　↓加味逍遥散（かみしょうようさん）

【交感神経過敏症状、動悸、驚きやすい、不眠がある場合】

竜骨（りゅうこつ）・牡蛎（ぼれい）を含む処方

①上腹部の重い感じ、持続ストレスによる高血圧　↓柴胡加竜骨牡蛎湯

②痩せ体型、首から上の発汗 ↓柴胡桂枝乾姜湯
③体力低下、のぼせ顔、多夢 ↓桂枝加竜骨牡蛎湯

【喉の詰まり感や不快感、胸苦しさ、抑うつ気分、不安感のある場合】

厚朴・蘇葉や香附子・蘇葉を含む処方

①喉の詰まり感、不安感、咳（喉がイガイガして出るもの）、胸苦しさ、ため息、胃の不快感 ↓半夏厚朴湯
②①の症状を繰り返すもの、口の苦味、上腹部の重い感じ ↓柴朴湯
③気分がふさぐ、気力がない、高齢者の抑うつ状態 ↓香蘇散

【腹痛がある場合】

芍薬を含む処方

①上腹部痛 ↓柴胡桂枝湯
②下腹部痛、過敏性腸症候群（下痢と便秘を繰り返す） ↓桂枝加芍薬湯
③胃腸虚弱児（食が細い、すぐ腹痛を起こす、疲れやすい、細身体型） ↓小建中湯

2　抑うつや不安を解消する

抑うつや不安は、目にみえないだけになかなか本当のつらさを理解してもらえず、患者さんは周囲の無理解にも苦しみます。人によってはさまざまな症状があらわれ、薬ばかりが増えていくという状況にもなりがちです。

「抑うつ」とは、西洋医学的には「抑うつ状態」といい、どの患者さんにもみられる中核症状と、個々の患者さんで異なる周辺症状とに分けられます。

中核症状の代表的なものは、抑うつ気分、興味や喜びの消失、活力の減退、ささいな動きですぐに疲れてしまう易疲労（いひろう）、活動性の減少などが挙げられます。周辺症状の代表的なものは、悲観的思考、集中力・決断力の減退、不安焦燥、具体的な理由はないのに死にたいと思う希死念慮、不眠、食欲低下などがあります。これらの症状が日常生活に支障をきたしているとき、抑うつ状態と診断されます。

「不安」とは、一般的には「気がかりで落ち着かないこと、心配なこと、また、そのさま」と説明されますが、西洋医学的には「不安障害」と「身体表現性障害」を指します。

不安障害には、全般性不安障害（不安神経症）と、突然起こる激しい動悸や発汗、脈拍が異常に多い状態である頻脈、震え、息苦しさ、胸部の不快感、めまいといったからだの異常とともに、このままでは死んでしまうというような強い不安感に襲われるパニック障害があります。

身体表現性障害には、30歳以前に発症し、本人の訴えに見合う身体的異常や検査の異常がないにもかかわらず、痛みや吐き気、ふらつきなど多くの身体的な症状が長期間続く身体化障害や、その軽症型である鑑別不能型身体表現性障害、「重病にかかっている」という恐怖感に取りつかれたり、「自分は病気だ」と思い込んだりする心気症（心気神経症）があります。

これまでも説明してきたとおり、私たちの身体は、気（き）・血（けつ）・水（すい）の3つの要素が、過不足なく調和を保ち滞りなくめぐっていることで健康な状態でいられます。そのバランスが崩れると、精神面も不安定になります。

「気分」「気持ち」「気晴らし」など日ごろからよく精神状態をあらわす言葉があるように、特に気のバランスが崩れると以下の表のようなさまざまな症状を招きます。

気の失調による主な病態、症状、処方

漢方用語	漢方的病態	症 状	治療・使用処方
気 虚	気の量的不足 ・生命エネルギーの不足	疲労倦怠感 疲れやすさ 食欲低下 消化吸収機能低下	人参・黄耆を含む処方 （補中益気湯、十全大補湯） 四君子湯など
気うつ	気のうっ滞 ・精神活動の停滞 ・ガスのうっ滞	抑うつ気分 不安感 喉が詰まる感じ 腹部膨満感	厚朴・蘇葉・香附子などの気剤を含む処方 （半夏厚朴湯、香蘇散など）
気 逆	気の上衝 ・生命エネルギーの上衝 ・精神活動における逆上	冷えのぼせ 発作性動悸・頭痛 不安焦燥感 顔面紅潮	桂枝・甘草を含む処方 （桂枝湯、苓桂甘棗湯など） 黄連・黄芩を含む処方 （黄連解毒湯、三黄瀉心湯など）

治療はある程度の時間をかけて

漢方薬の効果が出るのに要する時間は、病気や治療目標によって異なります。また、ターゲットにした主症状以外の症状が先に改善することもあるので、症状ごとにきめ細かく評価する必要があります。検査の結果には異常がなくても自覚的に不調が多発する不定愁訴がある場合は、主症状の改善がいまひとつでもしばらく同じ漢方薬を続けて様子をみます。

◆ケース3　胃腸が弱くパニック発作を起こす

28歳のWさんは背の高いほっそりした女性。金融機関に勤めています。通勤電車の中で突然、動悸が激しくなり、めまいがして倒れそうになりました。「冷や汗が出てきて、どうやって呼吸をしたらよいのかもわからなくなってしまったんです」とそのときのことを思い出し、恐怖もさめやらぬ様子。以前、学生時代の友人から同じような症状になったときに漢方薬で治療をしたという話を思い出し、来院しました。

Wさんがこのような〝発作〟に襲われたのは、これが2回目。そのときも倒れることはなく、電車を降りてホームで休んでいたら10分ほどで回復したそうです。「また起きたらどうしようかと思うと、不安でなりません。電車に乗るのも心配なのですが、仕事は続けたい」と訴えかけてきます。

このように動悸や息苦しさなどの不安発作を繰り返す場合は、まずパニック障害を疑います。パニック障害の漢方治療では、不安感のほかにどのような症状を伴うか、体力が強いか弱いかなどを総合的に判断して、漢方薬を処方します。

話を聞いてみると、この春から部署を異動したとのこと。慣れない通勤路に加え、新しい職場での人間関係になにかと気をつかう毎日だといいます。「なんとなく喉から胸にかけて詰まった感じで、息苦しいこともあります。それに、そんなときは吐き気もあるんです」と訴えます。

背が高く痩せているWさんは胃下垂もありそうです。腹診(ふくしん)すると、おなかの弾力が弱く、みぞおちを軽く叩くと水の音がします。これは、胃腸の働きが悪いために胃の内容物をスムーズに腸まで送り出せず、胃の中に水と空気がたまってしまった状態で、「心下振水音（しんかしんすいおん）」「胃内停水（いないていすい）」と呼ばれる症状です。

不安感や息苦しさと胃腸虚弱から、私は半夏厚朴湯（はんげこうぼくとう）を処方しました。さらに吐き気に対して、お湯に溶かした半夏厚朴湯エキスに小指頭大の新鮮な生姜（ショウガ）の搾り汁を加えて飲んでもらいました。すると、吐き気はすぐに治まり、3カ月ほど続けて飲んでもらうと食欲も出てすっかり元気に。時間とともに新しい支店での仕事や人間関係にも慣れて、パニックのような発作を起こすこともなくなりました。

通勤電車でのパニック、不安感、息苦しさ、さらに胃腸虚弱など、Wさんの症状はさまざまです。そこで私は、不安感や息苦しさ、胸のつかえといった「気うつ」の症状に着目しました。これは、1章でも説明したように気のめぐりが悪くなっている状態です（32ページ参照）。

日ごろの診察でも、気うつの患者さんは一見、相互に関連性のない症状を訴えることが多いのです。すぐに漢方治療を受けてくれればいいのですが、西洋医学を受診すると精神科や心療内科をはじめ、耳鼻咽喉科、呼吸器科、消化器科など多くの診療科を回らされることもしばしば。検査を受けても「異常はない」といわれ、不快な自覚症状を抱えたままドクターショッピングをすることにもなりかねません。

漢方では、同じWさんのような症状でも一律に抗不安薬を処方するのではなく、年齢や状態で処方を変えます。女性で更年期障害や月経周期に一致して生じるものでは、まず**加味逍遥散**（かみしょうようさん）を考えます。この場合、手足の冷えや月経障害を伴うことも少なくありません。喉が詰まった感じや息苦しさ、発作に対する予期不安など、気のめぐりが悪くなった状態には**半夏厚朴湯**、症状が繰り返される場合には**柴朴湯**（さいぼくとう）を用います。動悸がする、音に過敏で驚きやすい、眠りが浅いなどの交感神経症状を伴う場合は**柴胡加竜骨牡蛎湯**（さいこかりゅうこつぼれいとう）を処方します。この漢方薬はストレス症状やうつ状態にも効果が期待でき、比較的体格がよい人に広く用いることができます。痩せて虚弱な体格なら、**柴胡桂枝乾姜湯**（さいこけいしかんきょうとう）、**桂枝加竜骨牡蛎湯**（けいしかりゅうこつぼれいとう）を考えます。

そのほか、発作時に下腹部から突き上げてくるような激しい息苦しさや動悸を感じるものは、漢方では奔豚気（ほんとんき）といい、**苓桂甘棗湯**（りょうけいかんそうとう）をよく用います。比較的体力のある人で、焦燥を伴う不安やイライラ感、不眠などがあり、特に高血圧で赤ら顔の人には**黄連解毒湯**（おうれんげどくとう）が有効です。便秘があれば**三黄瀉心湯**（さんおうしゃしんとう）にします。

「逐機（ちくき）」と「持重（じじゅう）」

ストレスを原因とする不調の場合には治療が長引くこともあり、漢方薬の処方では「逐機」と「持重」という視点が特に大切になります。

逐機とは、病証（西洋医学でいうところの診断名）の変化に応じてそのつど処方を転換すること。「標治法」という対症療法で、臨機応変に症状に対応するように治療を組み立てます。一方、持重は、症状が変化しても同じ処方をずっと続けること。気・血・水の失調などに対して「本治法」という根本治療をする際は、持重を行います。

一見、相反するやり方にみえますが、不調の根本にあるものが動いているのか変わらないのかなど、病の本質を見抜く医師としての観察眼が求められるものです。

漢方薬は、西洋薬の抗不安薬などのような即効性は期待できません。パニック障害は、軽症であれば漢方治療を試みてもよいのですが、慢性化するとうつ病を合併することがあり、漢方薬で効果が不十分な場合や症状が悪化する場合は、西洋医学の精神医学的治療を優先して考える必要があります。

すでに西洋医学の治療を受けている場合は、自己判断で薬をやめて漢方薬に切り替えることは危険です。必ず主治医と相談しましょう。

抑うつや不安を改善する漢方薬

抑うつ、不安などの精神症状に用いられる漢方薬を、症状のタイプ別に紹介します。

【交感神経緊張タイプ】

動悸、心悸亢進、驚きやすい、興奮、不眠、高血圧（神経過敏症状）などの症状があるタイプは、**竜骨**（りゅうこつ）と**牡蛎**（ぼれい）を含む処方を考える。

①動悸、不眠、音に過敏、イライラ、抑うつ、抗ストレス作用
↓**柴胡加竜骨牡蛎湯**（さいこかりゅうこつぼれいとう）（ストレスによる神経過敏症状、抑うつ状態に用いる）

②虚弱体質、のぼせ、多夢（性的な夢）、性機能低下、めまい、脱毛

↓桂枝加竜骨牡蛎湯（けいしかりゅうこつぼれいとう）

③虚弱、首から上の発汗、乾燥傾向　↓柴胡桂枝乾姜湯（さいこけいしかんきょうとう）

【呼吸困難タイプ】

息苦しさ、呼吸困難感、胸がつかえるといった胸部うっ塞感、咽喉頭異常感、不安感（特に予期不安）、抑うつ気分、腹部膨満などの症状がある場合は、漢方的病態を気うつと考え、厚朴（こうぼく）と蘇葉（そよう）を含む処方を用いる。

①気うつ、吐き気　↓半夏厚朴湯（はんげこうぼくとう）（吐き気には生姜（ショウガ）汁を加える）

②半夏厚朴湯で遷延化した場合、ストレス症状　↓柴朴湯（さいぼくとう）（小柴胡湯（しょうさいことう）と半夏厚朴湯）

【更年期障害タイプ】

ホットフラッシュ、多愁訴、イライラなどの更年期障害の症状がある場合は次の処方を用いる。

①中年女性、ホットフラッシュ、動悸、発作性の発汗、冷え、多愁訴
↓加味逍遥散（かみしょうようさん）（末梢性には循環改善剤、中枢性には安定剤と考える）

② がっしりした体格、のぼせ、頭痛、めまい　↓女神散（にょしんさん）

【興奮のぼせタイプ】

興奮、のぼせ、不安焦燥感、イライラ、不眠などの症状がある場合は次の処方を用いる。

① 酒に酔っているような真っ赤で充血した顔色、頑丈な体格、高血圧傾向
↓黄連解毒湯（おうれんげどくとう）

② 右の症状に加えて便秘　↓三黄瀉心湯（さんおうしゃしんとう）

③ 月経周期と一致した精神症状、便秘、過食症　↓桃核承気湯（とうかくじょうきとう）

④ イライラ、怒りっぽい、焦燥感、顔面けいれん（チック）、不眠、歯ぎしり　↓抑肝散（よくかんさん）

【がっしり便秘タイプ】

便秘、腹部膨満などの症状がある場合は、向精神作用を持つ大黄（だいおう）が入った処方を用いる。

① 頑丈な体格、抑うつ、便秘傾向、上腹部の圧迫感と張り　↓大柴胡湯（だいさいことう）

【疲労困憊タイプ】

疲れやすい、だるい、意欲がないなど、心身ともに疲弊している場合は、次の処方を用いる。

①胃腸虚弱、不眠、健忘、抑うつ、耳閉感　→加味帰脾湯（かみきひとう）

②高齢者の抑うつ　→香蘇散（こうそさん）

3　自然な眠りを手に入れる

２０１４年、経済協力開発機構（ＯＥＣＤ）が世界29カ国を対象に、15〜64歳の国民平均睡眠時間を調べた結果を発表しました。それによると、日本人の平均睡眠時間は7時間43分で、28位です。29位（最下位）は韓国の7時間41分。ちなみに1位は南アフリカで9時間22分です。

日本人は世界でも睡眠時間の短い国民といえますが、短時間の睡眠でも満足感があり、元気に日常生活を送れているなら問題ありません。しかし、ある程度の睡眠時間を確保しているにもかかわらず、「睡眠によって十分な体力の回復を伴わずに日常生活に支障をきたしている状態」であれば、不眠といえます。

不眠といってもタイプはいろいろ

あるデータによれば日本人の5人に1人は不眠症で、「睡眠で休養がとれていない」「何らかの不眠がある」と訴えているそうです。また、何らかの疾患で通院している患者さんの20人に1人が不眠のために睡眠薬を服用しているといったデータもあることから、いかに不眠で悩んでいる人が多いかがわかります。不眠は加齢とともに増加し、60歳以上では3人に1人が睡眠問題で悩んでいるともいわれます。

同じ「眠れない」という訴えでも、その中身をよく聞いてみるといろいろあり、4つのタイプがあるといわれています。

- 入眠障害＝布団に入っても寝つくことができない。
- 中途覚醒＝眠りについたにもかかわらず、頻繁に目が覚めてしまう。
- 熟眠障害＝十分な睡眠時間があっても、朝起きたときに疲れてスッキリしない。
- 早朝覚醒＝朝早く目が覚めてしまい、その後に眠ることができない。

このうち、日本人に最も多いのは、なかなか寝つけない入眠障害です。

不眠が健康に及ぼす影響とは

不眠は、単に眠れなくてつらいというだけでなく、健康を損ねる要因になります。睡眠時間と肥満、睡眠時間と死亡率の関係を調べたデータをみると、肥満度は睡眠時間7時間半くらいの人が最も低く、死亡率は6時間半から7時間半程度の人が最も低くなっています。

実際に睡眠が足りないと、さまざまなからだの不都合が症状となってあらわれます。交感神経が興奮して血圧の高い状態が続くことや、ストレスホルモンの分泌が増えて血糖値の上昇を抑える能力が低下すること、集中力や作業効率の低下、うつ病発症率の増加などが指摘されています。

不眠を訴える人の中には、別の病気による痛みや息苦しさ、精神症状などが原因で眠れないという人もいます。その場合は、もともとの病気の治療と、痛みや息苦しさをとる治療も併せて行うことが大切です。

漢方の不眠治療の特徴

漢方の不眠治療では、強制的に眠らせるのではなく、睡眠を障害している要因を取り除くことを考えます。不眠も全身症状の一つと捉えて複合的に治療するのです。

まず、西洋医学と同じく、不眠になる原因として、内科的な疾患や精神的な疾患がないかを確認します。次に不眠のタイプを見極め、なかなか寝つけない入眠障害タイプなのか、それ以外のタイプ（中途覚醒、熟眠障害、早朝覚醒）なのかに分けて考えます。

◆ケース4　家族が心配で寝つけない

65歳のOさんは夫と息子との3人暮らし。独立して1人暮らしをしていた息子の会社が数年前に倒産。息子も同居しています。間もなく40歳になる息子の将来を案じて眠れないことが多くなり、そうすると動悸がして、現在は近隣にあるかかりつけ医に睡眠導入剤をもらって飲んでいるそうです。副作用や習慣性も気になり、このまま飲み続けるのは不安だと来院しました。話を聞くと、最近は寝ても途中で目が覚めたりして、熟睡した感じがないといいます。

漢方では、入眠障害とそれ以外の中途覚醒（熟眠障害）に分けて考えます。Oさんの場合は心理的原因によって生じた不眠で、寝つきが悪いというよりも眠りが浅くて途中で目が覚めるタイプ。交感神経が緊張した状態だと考えられますので、柴胡加竜骨牡蛎湯（さいこかりゅうこつぼれいとう）を処方しました。

4週間ほどして再び来院したOさんは、表情も穏やかで落ち着いた様子。聞けば、漢方薬を飲み始めて2週間くらいでだいぶ寝つきもよくなり、この4、5日は途中で目覚めることも、ほとんどなくなったといいます。息子は現在、契約社員として働きながら経理部勤務だった実績を生かして税理士の試験に挑戦中とのこと。「私が元気でないと息子に余計な心配をかけてしまいますから、しっかり寝ます」と笑顔で話してくれました。


不眠の原因は大きく5つに分類されます。ストレスに起因する心理的不眠、夜間業務の交代勤務などによる生理的不眠、心疾患や呼吸器疾患などによる身体疾患による不眠、精神疾患による不眠、アルコールやカフェインの摂取が原因となる薬物による不眠です。それぞれ治療法が異なりますから、まずその原因を明らかにすることが重要です。漢方治療はこの中でも特に、心理的原因による不眠の治療に効果があります。

一般的に入眠障害タイプには**黄連**（おうれん）・**黄芩**（おうごん）を含む漢方薬や**抑肝散**（よくかんさん）、それ以外のタイプには細かい症状に合わせて**柴胡**（さいこ）や**竜骨**（りゅうこつ）・**牡蛎**（ぼれい）を含む漢方薬を中心に処方します。

ひと口に入眠障害といっても、仕事が忙しくて眠る直前までパソコンをやっているような人で、頭部に熱感や充血感があり血圧も高めのタイプには**黄連解毒湯**（おうれんげどくとう）、胃が張ってつかえる人には**半夏瀉心湯**（はんげしゃしんとう）、イライラしやすく攻撃的な性格の人には**抑肝散**、体力が低下して不安感が強い人や咳と痰で眠れない人には**竹茹温胆湯**（ちくじょうんたんとう）を用います。

中途覚醒や熟眠障害では、寝てはいるものの朝になっても疲れがとれていない場合に酸棗仁湯（さんそうにんとう）がよく効きます。ストレスで交感神経が緊張し、ちょっとした音に敏感で動悸がするなどして眠りが浅い人には柴胡加竜骨牡蛎湯（さいこかりゅうこつぼれいとう）を、この症状で虚弱体質であれば桂枝加竜骨牡蛎湯（けいしかりゅうこつぼれいとう）を用います。また、ホットフラッシュなどの更年期症状を伴う人には加味逍遥散（かみしょうようさん）、高齢者や虚弱体質者で抑うつ傾向があれば加味帰脾湯（かみきひとう）も候補になります。

　漢方治療では、薬で強制的に眠らせるのではなく、睡眠を妨げる原因を取り除くことで本来の睡眠リズムに戻すことができると考えます。ですから昼間に眠くなることはありません。また、1日3回服用しなくても、就寝前に服用するだけで効果がある人もいます。眠れるようになるには数日から2週間程度はかかりますが、効果が不十分な場合は一時的に睡眠導入剤などの西洋薬を併用し、その後に西洋薬を減量していきます。

不眠を改善する養生

からだの働きを調節する自律神経は、睡眠にも深くかかわっています。自律神経には交感神経と副交感神経があり、交感神経は主に日中活動しているとき、副交感神経は心身を休めているときや睡眠中に働きます。

交感神経と副交感神経の切り替えがうまくいかなかったり、ストレスなどのために交感神経がずっと興奮しっ放しだったりすると、不眠症状があらわれます。自律神経は規則的な生活を送ることで整いますので、不眠を治したいときはまず生活のリズムを整え、生理的なストレスを減らすようにしましょう。

漢方治療に併せて次に紹介する養生を行うと、より効果的です。

- 早寝早起きをして規則正しい生活リズムをつくる。
- 運動を習慣づける。

- 日常的にウオーキングなどの適度な有酸素運動をする。
- 早起きして日光を浴びる。脳内物質のセロトニンの分泌が促され、心のバランスが整う。
- 夜間は交感神経を興奮させない。手に汗握る格闘技などの試合や恐怖映画の鑑賞をしない。コーヒーやお茶などカフェインを含むものは避ける。
- アルコールは適量で。アルコールには不安を抑えて精神の緊張をほぐす作用があるため、たまに飲酒するのであれば寝入りをよくするのに効果的なこともあるが、常用したり大量に飲んだりすると睡眠が浅くなり、早朝覚醒が増える。
- 睡眠環境を整える。からだに負担のかからない寝心地のよい寝具を選ぶ。好きな音楽を聴いたり、バレリアン、カモミール、ラベンダー、ホップ、パッションフラワーなどの香りを取り入れたりすることで、副交感神経が優位になり入眠を促す。

不眠を改善する漢方薬

不眠が続く場合は、不眠のタイプや不眠以外の症状にも注目して漢方薬を選びます。

【入眠障害】

黄連（おうれん）・黄芩（おうごん）を含む処方

①心窩部つかえ感、のぼせ、顔面紅潮、興奮しやすい　↓黄連解毒湯（おうれんげどくとう）

②心窩部つかえ感、食欲低下、腹鳴、下痢　↓半夏瀉心湯（はんげしゃしんとう）

③更年期女性、のぼせ、不眠　↓女神散（にょしんさん）

そのほかの処方

④眠れないことへのこだわり、強い焦燥感、歯ぎしり、怒りやすい、興奮しやすい　↓抑肝散（よくかんさん）

⑤咳が多くて眠れない　↓竹茹温胆湯（ちくじょうんたんとう）

【中途覚醒、熟眠障害、早朝覚醒】
柴胡(さいこ)や竜骨(りゅうこつ)・牡蛎(ぼれい)を含む処方

①交感神経過敏(驚きやすさ・動悸)、抑うつ気分、頭重感、緊張
↓柴胡加竜骨牡蛎湯(さいこかりゅうこつぼれいとう)

②のぼせ、虚弱体質、交感神経過敏(驚きやすさ・動悸)
↓桂枝加竜骨牡蛎湯(けいしかりゅうこつぼれいとう)

③がっしりした体格、上腹部の重い感じ、不安焦燥感、抑うつ気分、便秘
↓大柴胡湯(だいさいことう)

④痩せて体力が衰えた人、交感神経過敏(驚きやすさ・動悸)、口乾、息切れ、寝汗 ↓柴胡桂枝乾姜湯(さいこけいしかんきょうとう)

⑤更年期女性、ホットフラッシュ、発作性の動悸や発汗 ↓加味逍遥散(かみしょうようさん)

⑥疲れやすい、胃腸虚弱、抑うつ気分、悲哀感、高齢者の抑うつ状態
↓加味帰脾湯(かみきひとう)

厚朴(こうぼく)・蘇葉(そよう)・香附子(こうぶし)などを含む処方

①不安感、抑うつ気分、喉の詰まり感、息苦しさ　→半夏厚朴湯（はんげこうぼくとう）
②抑うつ気分、高齢者、胃腸虚弱　→香蘇散（こうそさん）
そのほかの処方
①疲れすぎてぐっすり眠れない、睡眠の質が悪い　→酸棗仁湯（さんそうにんとう）

4　めまいをすっきり

めまいには、ぐるぐる回るめまい（回転性めまい）、ふわふわするめまい（浮動性めまい）、グラグラするめまい（動揺性めまい）、頭がクラッとするめまい（立ちくらみ）があります。どんなめまいかで、ある程度原因が絞り込めます。

めまいの原因は主に3つあります。脳や耳が原因のものを「神経性めまい」、血圧が一次的に高くなるなど、循環器の問題が原因のものを「循環器性めまい」、自律神経の異常で起こるものを「全身性めまい」といいます。

原因不明の「末梢性のめまい」にも有効

この中で最も多いのは神経性めまいです。神経性めまいは、脳に原因がある「中枢性めまい」と、耳などに原因がある「末梢性めまい」に分けられま

めまいの種類と特徴

めまいの種類	特徴
回転性めまい	自分のからだまたは大地があたかも回転しているかのように感じる。強い吐き気を感じることがあり、からだのバランスを失って倒れることもある 神経系、特に三半規管、前庭神経、脳幹の異常など前庭神経核より末梢の障害が原因となることが多いが、たいていは内耳の障害によって起こる
浮動性めまい	よろめくような非回転性のふらつき感がある。回転性めまいの回復期や脳幹、小脳の異常、高血圧などで生じる たいていは中枢神経や高血圧で生じる(神経系または循環器系が原因である)
動揺性めまい	頭やからだがグラグラする。脳の異常、自律神経の異常、薬の作用によるもののほか、ストレスなどが原因でも起こる
立ちくらみ	血の気が引き、意識が遠くなる。実際に失神に至ることもある 循環器系に問題があることが多い 起立性低血圧の代表的な症状

す。

末梢性めまいの人は、主に体内の水分代謝が滞った「水毒（すいどく）」の状態にあります。その場合、多くは天気や気圧の変動でめまいが悪化します。

めまいに効く漢方薬

水毒の状態にあるめまいの改善には、次のような漢方薬が有効です。

①回転性、浮動性のめまい、のぼせ
→苓桂朮甘湯（りょうけいじゅつかんとう）

②胃腸虚弱、疲れやすい、顔色が悪い、心下振水音（しんかしんすいおん）（みぞおちが

「末梢性めまい」と「中枢性めまい」

	末梢性めまい	中枢性めまい
病変部位	内耳、前庭	脳幹、小脳
めまいの性質	回転性	浮動性
めまいの程度	重度	軽度
めまいの時間性	突発性、周期性	持続性
めまいの頭位、体位との関係	あり	なし（例外あり）
耳鳴、難聴	あり	なし
脳神経障害	なし	あり
眼振	一側方注視眼振、回転性、水平性	両側方注視眼振、縦眼振

チャポチャポする）　→半夏白朮天麻湯（はんげびゃくじゅつてんまとう）

③水を多く飲むわりに尿量が少ない、むくみやすい　→五苓散（ごれいさん）

ぐるぐる回る「回転性めまい」でも、ふわふわする「浮動性めまい」でも、まず処方するのは苓桂朮甘湯（りょうけいじゅつかんとう）です。特にのぼせが伴う場合には有効です。胃腸虚弱がある人は半夏白朮天麻湯、水を多く飲むわりに尿量が少なく、むくみやすい人は五苓散がよく効きます。

◆ケース5　重圧からくる頭痛とめまい

Fくんはサッカーが大好きな中学2年生。自分でも「元気が取り得です！」というくらい、かぜもひかないスポーツ少年です。それが、夏休みごろから吐き気がすると訴えるようになり、母親が食事などに気を配っていましたが、最近は頭痛や肩こり、さらにめまいもするといいます。

心配した母親が大学病院に連れていき、いろいろと検査をしましたが、結果は異常なし。「そういえば先輩が引退して、その後のキャプテン候補になったと張り切っていたっけ」と思い出し、もしかすると、それが息子の重圧になっているのかもと考え、内科の医師に紹介されて来科しました。

Fくんはスポーツを続けているだけあって、背は高くないものの、がっしりしたタイプ。腹診(ふくしん)でも目立った症状がみられなかったので、頭痛とめまいに着目することにしました。選択したのは、苓桂朮甘湯です。2週間後、母親に連れられて来院したFくんは元気そのもの。まだときおり頭痛はするものの、めまいはなくなったといいます。聞くと、「これを飲めば大丈夫、とお母さんにいわれて安心しました」とのこと。漢方薬の治療をしばらく続けたFくん。ある日、診療に訪れ、日ごろの頑張りが評価されて次期キャプテンに決まったとうれしそうに報告してくれました。

このように、西洋医学で原因が特定できないものや、西洋医学治療で思うように治らないものも、漢方治療の対象になります。Fくんの場合は私の処方も合ったものの、母親の「これを飲めばもう大丈夫」という言葉がなによりの薬になったことは間違いありません。Fくんが誰より信じている〝母親〟が信頼した医師の処方だからというわけです。

江戸時代後期から明治時代にかけて活躍し、大正天皇の主治医を務めたという漢方医の浅田宗伯は多くの書物を残していますが、その中で医師の心得として戒めを記しています。「巫（みこ）を信じて医を信ぜざるものと、財を重くして命を軽くするものは、速やかに辞し去るべし」。つまり、「医者を信頼しない患者さんのことを治す自信はないので、初めから診察しない」というわけです。このように、いつの時代も医師と患者さんの信頼関係があってこそ、治療がうまくいくということに変わりはありません。

こんなめまいはすぐ病院へ！

神経性めまいの中でも「中枢性めまい」、高血圧などが原因の「循環器性めまい」は、喫緊に命にかかわるものです。次のようなめまいの兆候がみられたときは、耳鼻咽喉科や神経内科、脳神経外科などを受診しましょう。

- 手足や口がしびれる。
- ろれつが回らなくなる。
- 今までに経験したことのないぐらいの頭痛や吐き気がする。
- ものが二重に見える。
- 視野に異常を感じる。
- 意識を失いそうになる。
- 突然、激しい耳鳴りが起きる。

5-1 ストレスに効くつぼ

【ストレスでカリカリ緊張するタイプ】

こころの症状：緊張感が強い。イライラ・カリカリする。怒りっぽく几帳面。責任感が強い。完全主義

からだの症状：肩こり、頭痛、脇やみぞおちが張って痛く苦しい、胃痛、下腹部痛、おならをするとおなかが楽になる

治療のつぼ＝内関、太衝

【ストレスでうつうつ・憂うつになるタイプ】

こころの症状：憂うつで気分が晴れない。すべてがつまらない、おっくう、情緒不安定でイライラする

からだの症状：肩こり、頭痛、目のかすみ、めまい、食欲低下、大便がすっきり出ない、女性の場合は生理不順

治療のつぼ＝内関、三陰交

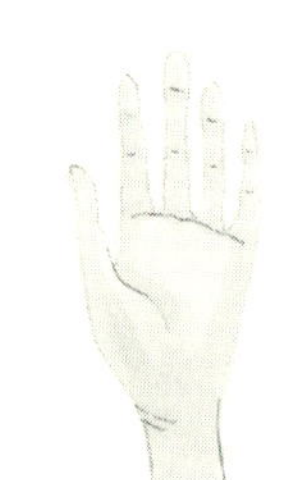

【内関（ないかん）】手首の内側にある横じわの中央から、肘に指3本分向かったところ

【太衝（たいしょう）】足の甲側の親指と人さし指のつけねから、足首の方向へ指で押し上げて止まるところ

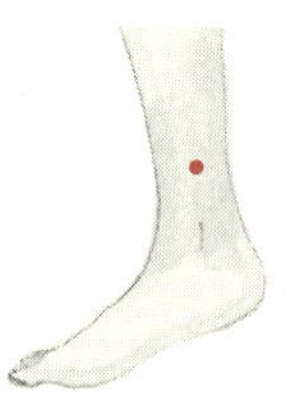

【三陰交（さんいんこう）】内くるぶしの中央から、すねに沿って膝のほうへ指4本分上がった骨の内側の際

【行間（こうかん）】足の甲側の親指と人さし指のつけね

【イライラ・カッカするタイプ】

こころの症状：イライラ・カッカする。内弁慶、短気、じっとしていられない、礼儀正しい

からだの症状：目が充血、顔がほてる、口が苦い、胸や脇が張る、片頭痛、胸焼け、便秘

治療のつぼ＝内関、行間

【不安で不安でたまらないタイプ】

こころの症状：喉が締めつけられる、あるいは引っかかる。うつうつとして不安感が強い。不安のため寡黙になる。よくため息が出る

からだの症状：胸や胃の張った感じ、動悸、痰が多い（べとべとした痰）、喉が詰まっている感じ

治療のつぼ＝内関、豊隆

【豊隆（ほうりゅう）】外くるぶしと、膝のお皿の下の外側のくぼみとを結んだ線の中間

【老化に伴ってイライラするタイプ（高齢者に多い）】

こころの症状：物忘れをしたりポーッとしたりする。イライラして口うるさく文句を言う。不安があったりする。頑固になる

からだの症状：寝つきが悪い、浅眠、夢が多い、足腰が弱まる、めまい、耳鳴り

治療のつぼ＝内関、湧泉

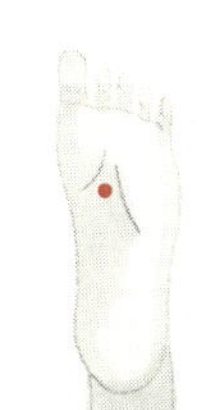

【湧泉（ゆうせん）】足の裏ほぼ中央

【何をするのもおっくうなタイプ（子どもに多い）】

こころの症状：気力がない、おっくう、面倒くさい、話したがらない、反応が鈍い

からだの症状：疲れやすい、食欲低下、手足がだるい、下痢しやすい

治療のつぼ＝内関、足三里

【内関（ないかん）】手首の内側にある横じわの中央から、肘に指３本分向かったところ

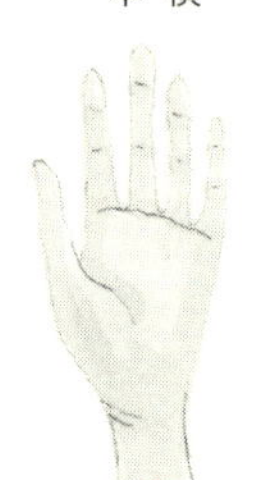

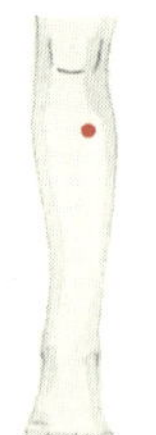

【足三里（あしさんり）】膝下のすねの上にある突起した骨の下縁から、外側に指2本分のところ

5-2 抑うつや不安を改善するつぼ

【いろいろと迷い、不安のためくよくよと考えるタイプ】

こころの症状：不安や迷いのため、結論を出せずくよくよする

からだの症状：疲れやすく動悸を感じる。寝つきが悪く夢をよくみる

治療のつぼ＝神門、三陰交

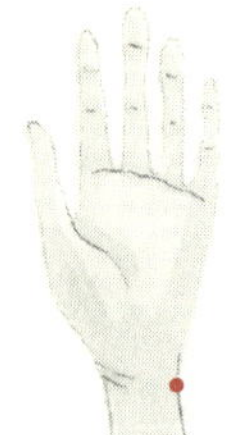

【神門（しんもん）】手首の内側にある横じわの小指側の端

【三陰交】内くるぶしの中央から、すねに沿って膝のほうへ指4本分上がった骨の内側の際

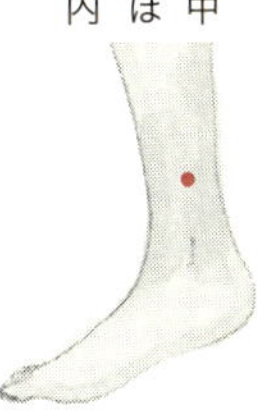

【不安と恐怖で自信がなくなるタイプ】

こころの症状：不安と恐怖で自信を失って用心深くなり、守りに入り閉鎖的になる。人との交流を嫌う

からだの症状：息切れ、動悸、手足の冷えがある、小便が近くなる、非活動的になる

治療のつぼ＝神門、太溪

【太溪】足の内くるぶしとアキレス腱との間で、脈の触れるところ

【気持ちとからだのアンバランスから不安が生じるタイプ】

こころの症状：肉体の疲労が精神面の不安定を引き起こす。そのため気持ちにからだがついてこない

からだの症状：易疲労感が強い、食が細く太れない、眠れない、疲れすぎてイライラする

治療のつぼ＝神門、足三里

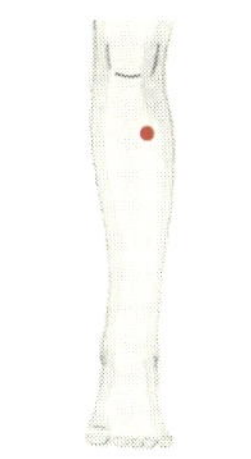

【足三里】膝下のすねの上にある突起した骨の下縁から、外側に指2本分のところ

5-3 不眠に効くつぼ

【イライラして眠れないタイプ】

こころの症状：昼間あったことを考えたり、思い出したりして胸がつかえ、イライラする。よく寝返りを打つ、いやな夢をみる

からだの症状：歯ぎしり、下痢や便秘をしやすい。おならが多い

治療のつぼ＝失眠、太衝

【失眠（しつみん）】足の裏のかかとの膨らみの中央

【不安で何度も確認してしまうタイプ】

こころの症状：几帳面で自分の主義を通そうと固執する。気持ちと結果に安心感を実感できず、不安になりビクビクする

からだの症状：眠れない、動悸して胸苦しい

治療のつぼ＝神門、太衝

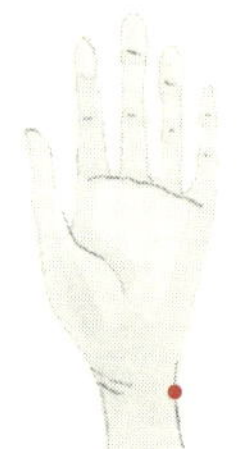

【神門（しんもん）】手首の内側にある横じわの小指側の端

【太衝（たいしょう）】足の甲側の親指と人さし指のつけねから、足首の方向へ指で押し上げて止まるところ

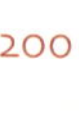

【くよくよと心配ばかりして寝つけないタイプ】

こころの症状：細かいことをくよくよ悩む。いやなことを思い出して落ち込む。対人関係や自分自身に対する不満・環境の変化が原因になって不眠となる

からだの症状：普段から疲れやすい。食欲低下がある。下痢をしやすい

治療のつぼ＝失眠、神門

【胸焼けムカムカ、食べすぎで眠れないタイプ】

こころの症状：そわそわして落ち着きがない

からだの症状：胸焼け、胸苦しさ。酸っぱい水が上がるために眠れない、逆に食後は眠くなり寝てしまう。胸焼けムカムカでよく目が覚める。臭いげっぷが出て口が苦く粘る

治療のつぼ＝失眠、内庭

【目がランランとするタイプ】

こころの症状：昼間の興奮が夜まで続いて目がランランとする。朝早く目が覚めそれから眠れない

からだの症状：赤ら顔、冷たい水を好んで飲む、動悸や頭痛がする

治療のつぼ＝失眠、行間

【内庭（ないてい）】足の甲側の人さし指と中指とのつけね

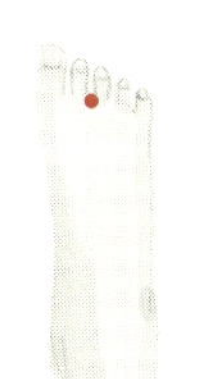

【行間（こうかん）】足の甲側の親指と人さし指のつけね

【あれこれ考えてひと晩中眠れないタイプ】

こころの症状：不安感や焦燥感があって落ち着かない。物音などで驚きやすい

からだの症状：手足がほてる、寝返りが多い、夢が多い、疲れると不眠になる

治療のつぼ＝失眠、三陰交

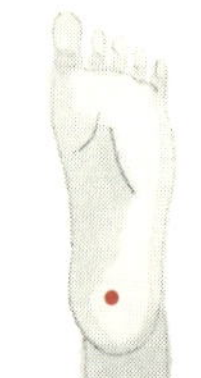

【失眠（しつみん）】足の裏のかかとの膨らみの中央

【三陰交（さんいんこう）】内くるぶしの中央から、すねに沿って膝のほうへ指４本分上がった骨の内側の際

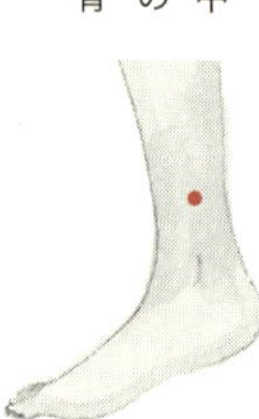

寿命は延びたのか、すり減らしていたのか

今から2000年以上前に書かれた中国の書物には、寿命について興味深いことが書かれています。東洋最古の薬物学書とされる『神農本草経(しんのうほんぞうきょう)』では、漢方治療の究極の目的を「不老長寿」と明言。中国最古の医学書『黄帝内経(こうていだいけい)』は、「心身のバランスを正すと人間は100歳まで生きる」のであり、「人間は天から与えられた命を不摂生により縮めている」と指摘しています。また、今から2300年ほど前、秦の始皇帝のころに書かれた『呂氏春秋(りょししゅんじゅう)』には、「長寿とは、短い寿命を継ぎ足して長くすることではなく、本来備わっているところの生命を十分に発揮させること、すなわち天寿を全うすること」であり、そのためには「妨害するものを取り除いてやらなければならない」とあります。

つまり、長寿とは短い命を永らえるのではない。短命なのは命をすり減らしているからであり、天寿を全うするために長寿を妨害する不摂生や不養生をやめよ、と戒めているのです。そのための方策が、不老長寿を目的とする漢方というわけです。

『黄帝内経』で人間の寿命とされた、100歳まで生きる人が珍しくなくなった現代の日本。医療の中心は西洋医学であり、そのめまぐるしい進歩により私たちは多くの病気を克服し、健康と長寿を勝ち取ってきたのは事実です。

でも、ちょっと待ってください。西洋医学の視点でみれば病気を克服することで延ばしてきたと考えられる寿命ですが、先に紹介した中国の古い書物にあるように、天寿を全うできないのは誰にも備わっているはずの命をすり減らしているからだ、と考えてみるとどうなるでしょうか。

たとえば100点満点のテストで90点を取ったらA評価だとうれしく思う人もいる一方で、10点も間違えて悔しいと考える人もいる。立ち位置が違うと考え方も変わります。西洋医学と漢方もそれと同じ。西洋医学では病気を退治して短い寿命を少しでも延ばそうと考えるのに対して、漢方では命をすり減らしている原因を取り除いて天寿を全うしようと考えます。そのために不摂生や不養生をやめ、ときには漢方や鍼灸などを用いて不快な自覚症状を取り除くことで、心身ともに健やかに生きる。これが漢方の本質的な考え方なのです。

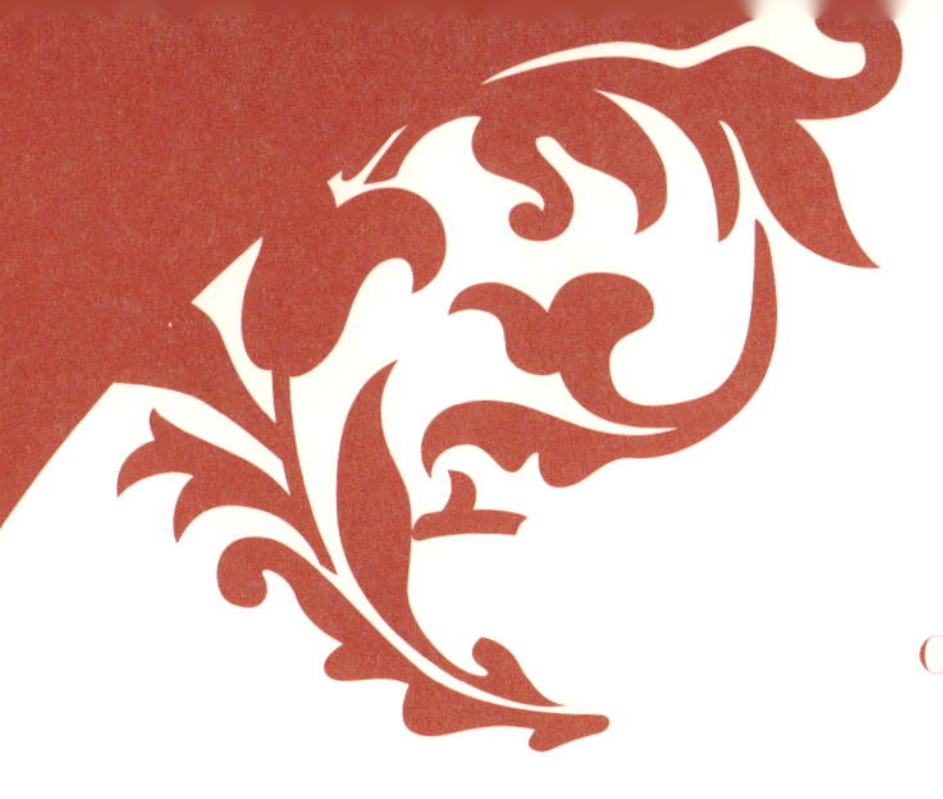

Chapter 6

女性のつらい症状を改善する

中国最古の医学書『黄帝内経（こうていだいけい）』では、季節がめぐるように人生にもリズムがあり、人間のからだは男性が8年周期、女性が7年周期で変化するとしています。

女性のからだは年齢とともに初潮、妊娠・出産、更年期と、男性にはない変化を経験しますが、14歳（7×2）で初潮、49歳（7×7）で更年期を迎えるとするならば、現代でもほぼ7年周期のライフサイクルが当てはまると考えてよいと思います。

月経など特有の周期によるホルモンやストレスの影響を受けやすい女性にとって、ささいな症状や未病にも着目して治療ができる漢方は、頼もしい味方となります。

1 「血(けつ)」のめぐりをよくする

私たちが2002年に長野県のある山村で住民約1200人に対して実施した漢方医学に基づく自覚症状に関するアンケートでは、興味深いことに男性と女性では出現しやすい症状に違いのあることがわかりました。

女性に多い症状

男性で多くみられたのは、「尿の出が悪いと感じる」「普段から咳や痰がよく出る」「下痢しやすい」などの症状でした。

それに比べて女性は自覚症状の種類が多く、膝関節痛、物忘れ、寒がり、イライラする、不眠、むくみがち、目が疲れやすい、頭痛、のぼせやほてり、肩こり、皮膚の乾燥、便秘がち、物事に驚きやすい、腰や手足の冷え、冷え性など多様な症状が挙がりました。

さらに同じ女性でも、年齢層で比較してみると図のような違いがみられました。

このフィールド調査の結果からも、女性には冷えや寒がり、ほてりなどに関連する症状が多く、特にその傾向は、若年女性に顕著なことがわかったのです。

若年女性に多くみられる症状と、高齢女性に多くみられる症状

若年女性に多くみられる症状
頭痛、下痢しやすい、冷え性、腹痛、疲れやすい・だるい、便秘がち、むくみがち、腰や手足の冷え、歯茎から血が出る、肩こり、痔がある、寒がり、低血圧、めまい、皮膚の乾燥、朝起きられない、イライラする、怒りっぽい
高齢女性に多くみられる症状
手掌足底のほてり、食べ物の味が変だ、腰痛、足腰のだるさ、喉の渇き、耳鳴り、視力低下、尿の出が悪い、不眠、手足がつる、夜のトイレが多い、白髪や抜け毛が多い、膝関節痛、物忘れ

出典：「長野県長谷村における漢方医学に基づいた自覚症状に関する疫学調査」（新井信ほか『日本東洋医学雑誌』61）

不調のもととなる「血（けつ）」のトラブル

江戸時代の高名な漢方医、香月牛山（かつきぎゅうざん）はその著書『牛山活套（ぎゅうざんかっとう）』で、興味深い指摘をしています。それは、「婦人の病、外感、内傷、共に男子の病に異ならず。ただ月経あるをもって、その品、種々に別あり。婦人の病を治せば、まず月経のことをよく問いて治を施すべきなり」というもの。すでに江戸時代から、月経の乱れは女性の病気の多くに関係していることがわかっていたのです。まさに、性差医療（gender specific medicine）の走りです。

初潮、月経、妊娠・出産、閉経、更年期といった女性特有の生理的現象に伴うさまざまな自律神経症状を、古来、東洋医学では「血の道症（ちのみちしょう）」と呼び、「血」のバランスの乱れが原因だとしてきました。

漢方でいう血は、西洋医学の血液とは意味合いが少し異なります。西洋医学では、酸素や栄養分を全身に送り届ける動脈血と、二酸化炭素や老廃物などを肺に運ぶ静脈血というように、血液を物質として捉えます。それに対して漢方でいう血は、物としての血液とその機能だけではなく、それに関連するさまざまな症状や精神、感情までも含むとても広範なものを指します。

人のからだは、気・血・水という3つの要素が密接にかかわり合いながらバランスよくめぐっています（32ページ参照）。血のトラブル自体は男女に関係なく起こりますが、女性は血のめぐりが滞る瘀血や血の量が不足する血虚の状態にある人が多く、更年期症候

「瘀血」と考えられる症状

女性・月経に関するもの	月経異常（月経不順、無月経、過多月経、過少月経、月経困難など） 不妊、流産癖、帯下など 月経周期に一致した異常（月経前症候群、にきびなど） 下腹部膨満感（自覚症状）、下腹部痛
血液・血管に関するもの	出血傾向（下血、子宮出血、鼻出血、歯茎出血、皮下粘膜下出血など） 皮膚粘膜のうっ血、暗赤色化 毛細血管拡張（細絡） 舌下の静脈怒張 痔疾
血流に関するもの	手足の冷え（末梢血流障害） 肩こり 腰痛
皮膚・粘膜に関するもの	皮下出血（あざができやすい体質、打撲など） 皮膚がくすんで浅黒い、さめ肌 目の下のくま 舌、口唇、歯肉などの紫〜暗赤色化

群や月経前症候群など、月経に関連する不快な症状のほとんどは、これらの血のトラブルによるもの。逆にいうと、瘀血（おけつ）や血虚（けっきょ）を改善して血のめぐりをよくすれば、それらの症状の多くは改善するのです。

漢方ではおなかを触って腹部の状態をみる「腹診（ふくしん）」を重要視しますが、瘀血の人はしばしば「小腹鞕満（しょうふくこうまん）」と呼ばれる下腹部全体の腹壁が硬く膨隆した状態で、指で押すと圧痛があることも特徴です。

◆ケース1　細身で色白、冷え性のSさん

23歳のSさんは、春から新入社員として高層ビルにあるオフィスで働いています。新人研修が終わって総務課に配属され、もっぱらデスクワークの毎日です。梅雨のころから蒸したり暑かったりの日が続き、オフィスでは冷房が大活躍。長袖シャツや背広を着用している男性に合わせた温度設

定のせいもあり、Sさんはすっかり手足が冷えてしまいました。

夏が終わるころにはそれまでも悩まされていた月経痛がさらにひどくなり、出社も苦痛な状態に。それでも責任感の強いSさんは、新入社員としては安易に休みをもらうわけにもいかないと考え、膝掛けやショールでなんとかからだを温めながら仕事をしていたといいます。

Sさんが私の診察室を訪れたのは、秋も深まったころ。オフィスの冷房は止まったものの、だんだん気温が下がってきて、すっかり体調を崩して来院しました。小柄でほっそりした色白美人のSさんですが、むくみがみられます。念のため、月経痛の背景に子宮筋腫や子宮内膜症などの大きな病気が潜んでいないか婦人科を受診してもらいました。その結果、具体的な病気がみつからなかったので当帰芍薬散（とうきしゃくやくさん）を処方。まずは2週間、飲み続けてもらったところ尿がよく出るようになり、1ヶ月後にはむくみが解消し、表情も明るく元気になってきました。


漢方の診療では舌診（ぜっしん）といって、患者さんの舌の状態をみます。舌はからだの中で最もむくみが出やすいからです。Sさんの場合、舌の縁にはギザギザした歯の痕（歯痕）がついていました。また、腹診（ふくしん）でみぞおちを叩いたところ軟弱で、下肢にややむくみもみられたことから、体内の水分分布に異常がある水毒（すいどく）の傾向があると診断。冷えと月経痛、むくみなどの改善が期待できる**当帰芍薬散**（とうきしゃくやくさん）を処方したのです。

当帰芍薬散は、Sさんのように虚弱なタイプの女性に処方する漢方薬です。

Sさんにはその後も半年ほど飲み続けてもらいました。すると、月経痛と冷えがほぼ解消。冬も難なく乗り切ることができました。

◆ケース2　月経痛に悩むがっしりタイプ

Rさんは30歳の編集者。学生時代はテニスサークルに所属し、試合にも出場したほどのスポーツウーマンでした。仕事は多忙で睡眠不足気味ですが、上司や同僚から「いつも元気だね」といわれることがまんざらでもありません。

そんなRさんの悩みは、ひどい月経痛。経血の量も多く、色はどす黒くてドロッとした血のかたまりが見られることもしばしばです。婦人科検診では小さな子宮筋腫が複数あると診断されましたが、「少し様子をみましょう」という婦人科医の言葉を、「忙しいので都合よく解釈して放っています」と笑い飛ばしています。どちらかというと暑がりですが、「入浴の際に下半身が冷え切っていることに驚きました」とも話してくれました。

ひどい月経痛と経血の状態から瘀血（おけつ）が強いと診断。がっしりタイプの女性に処方する桂枝茯苓丸（けいしぶくりょうがん）を用いることにしました。4カ月ほど服用を続けたところ、月経痛も経血の状態も改善されたとのことで、暑がりも解消されたと報告してくれました。

Rさんの下肢には細い血管が浮き出てみえるなど、瘀血の症状はかなりひどいことがうかがわれます。また、腹診（ふくしん）をしたところ下腹部全体が張り、少し強めに押すと猛烈に痛がることも瘀血（おけつ）の所見です。さらに西洋医学の観点から、子宮筋腫の状態が気になりました。

子宮筋腫は、子宮の筋組織がしこりのように大きくなる良性の腫瘍で、30歳以上の女性の約2割から3割にみられるといわれています。それ自体が生命を脅かすものではありませんが、月経痛や月経量の過多、不正出血などを引き起こし、放置して大きくなると不妊症や早産・流産、また難産などの原因になってしまいます。多くの場合、小さいうちは自覚症状も少なく、閉経すると自然に小さくなってしまいます。

Rさんにはまず婦人科で超音波検査を受けてもらいました。その結果、子宮筋腫の大きさに変化がないことがわかりました。

Rさんはがっしりタイプで月経量も多く、下腹部を押すと強い痛みがあるなどの症状から**桂枝茯苓丸**（けいしぶくりょうがん）を処方しました。「**桂枝**（けいし）」とはシナモンのこと。

桂枝茯苓丸は月経痛だけではなく、冷えとのぼせが混在するような冷えのぼせにもよく効きます。

血（けつ）のトラブルによる症状に効く漢方薬

月経痛、月経不順、月経前症候群など、月経周期に応じて出現する血のトラブルによる症状に対しては、まず女性の三大処方といわれる**桂枝茯苓丸**、**当帰芍薬散（とうきしゃくやくさん）**、**加味逍遥散（かみしょうようさん）**を考えます。これらの処方は婦人科疾患に広く応用でき、また効果も出やすいので、瘀血（おけつ）や血虚（けっきょ）など、血の状態にトラブルがある人にはまず考えておいてよい処方です。

それぞれ、体格や顔色、冷えの状態などをみて使い分けます。

①がっしりした体格、冷えのぼせ、下腹部圧痛が強い、月経周期は早い傾向　→**桂枝茯苓丸**

②華奢な体格、手足の強い冷え、しもやけ、むくみ、めまい、若年、月経周期は遅れる傾向 →当帰芍薬散（とうきしゃくやくさん）

③やや華奢な体格、更年期症候群、月経前症候群、自律神経失調症状、ホットフラッシュ、不眠、イライラ、冷え、多愁訴 →加味逍遥散（かみしょうようさん）

そのほかの処方

①口唇乾燥、手掌煩熱（手のひらの不快なほてり）、下腹部の冷え
→温経湯（うんけいとう）

②虚弱な体格、胃腸虚弱、腹痛、月経時に下痢や便秘、冷え
→当帰建中湯（とうきけんちゅうとう）

③手足の強い冷え、しもやけ、冷えで誘発される下腹部痛
→当帰四逆加呉茱萸生姜湯（とうきしぎゃくかごしゅゆしょうきょうとう）

④便秘、のぼせ、月経に一致した精神症状（興奮や抑うつなど）
→桃核承気湯（とうかくじょうきとう）

⑤攻撃的性格（イライラ・怒りっぽい）、顔面けいれん、チック、動悸、不眠　↓抑肝散

⑥のぼせやめまいが中心の更年期症状、比較的がっしりした体格　↓女神散

⑦月経が長引く、不正出血、虚弱な体格、冷え症　↓芎帰膠艾湯

2　冷えを解消する

冷えも女性に多い訴えです。西洋医学では病気と捉えませんが、漢方では冷えは万病のもとであり未病の徴候と考えます。冷えを改善することによって、不快な症状が消えることは珍しくありません。

冷えの症状や原因は多種多様

冷えには、手足など末梢の冷えとからだ内部の冷えがあります。このうちからだ内部の冷えは、本人に自覚がない場合もあります。慢性的な下痢や腹痛は、このタイプの冷えを示す代表的な症状ですが、実際には非常に多くの症状が冷えによって引き起こされています。冷えは、手足が冷たいから冷えているという単純なものではありません。冷えのあらわれ方はいろいろであり、漢方の物差し（25ページ参照）からみると、その理由もさまざまです。

漢方から冷えをみてみると

西洋医学における国際疾病分類では、冷えは病気ではなく「身体表現性障害」に分類されます。これは、患者さんが症状を訴えているにもかかわらず、検査をしても症状を説明できる異常がみつからない症状で、特に若年の女性に多くみられる特徴があります。これこそ、まさに漢方の得意分野です。

冷えは、漢方医学的に体質の見極めから大まかに左記の6つの立場から説明することができます。

【寒証】（かんしょう）寒熱という観点から、自覚的に寒いという感覚、あるいは冷やすと症状が増悪し、温めると改善する状態。

【陰証】（いんしょう）陰陽という観点から、新陳代謝が悪くなり、熱産生が低下した状態。からだの反応が不活発となった状態。老化や抵抗力の低下に起因することが多い。全身の冷え、寒がり、底冷え、悪寒（身ぶるい）、低体温、顔色不良など。

【虚証】（きょしょう）虚実という観点から、虚弱体質で病気に対する免疫抵抗力が衰えた状態。体質の虚証がある人の背景には胃腸虚弱（脾虚）がある。痩せて体力がなく、疲れやすいなど。

【血虚】（けっきょ）気（き）・血（けつ）・水（すい）という観点から、血が量的に不足した状態。貧血、栄養状態不良、末梢循環障害、皮膚枯燥などの症状を呈する。手足の冷え、しもやけ、貧血など。

【脾虚（ひきょ）】五臓（ごぞう）の「脾（ひ）」が衰えたもの。脾とは胃腸のことであり、脾虚とは胃腸虚弱と解釈してよい。消化管機能の低下（脾虚）を漢方では冷えと捉える。食後の眠気とだるさ、食欲低下、空腹で脱力感、摂食量の低下、水様性下痢、ガスによる腹部膨満など。

【腎虚（じんきょ）】五臓の「腎（じん）」が衰えたもので、下半身を中心とした冷えがある状態。加齢による下半身の機能低下と考える。下半身の冷え、腰痛、下肢痛、下肢の筋力低下、夜間頻尿、排尿困難など。

若い人と高齢者の冷えはメカニズムが違う

本章の冒頭でも紹介したアンケート結果からわかるように、「腰や手足が冷える」と訴えるのは圧倒的に女性が多く、特に若い人では、手足が冷たい、しもやけができるなど、「血虚（けっきょ）」（末梢循環障害）の特徴を示します。

それに対して高齢者の場合は、寒がりで底冷え、低体温など、新陳代謝の低下を原因とする「陰証(いんしょう)」の冷えがほとんどです。

以下に、それぞれの特徴を整理しておきます。


若い人の冷え（自律神経機能が正常な場合）

若い人は暑さ寒さなどに対する反応がよく、外気温が高いと自律神経系が作動し、末梢血管の血流を増やして熱を放散します。逆に寒冷にさらされたときは末梢血管が収縮して血流を減らし、からだの中心部の体温（深部体温）を保とうとします。末梢血管の血流は自動車におけるラジエーターのような役割を果たしているのです。

このような反応は、人間が生命活動を維持するために最も重要な深部体温を保つことからくるものですが、ときに冷えを生み出してしまいます。末梢の微小循環を改善する**当帰(とうき)**や**川芎(せんきゅう)**を含む処方で対処します。

高齢者の冷え（自律神経機能が低下している場合）

高齢になると外気温に対する反応が弱くなり、寒冷にさらされても末梢血管の収縮が不十分です。血管は拡張したままで末梢血流量は若い人に比べて増加しますので、しもやけなどはできにくくなるでしょうが、その分だけ血液が冷え、それも一因となって深部体温が低下すると考えられます。新陳代謝を盛んにする附子（ぶし）を含んだ処方で対処します。

◆ケース3　冬になるとしもやけに悩まされる27歳女性

転職して2年目を迎えるTさんは、新規のプロジェクトを任されることも増え、毎日駅まで1キロほどの道のりを元気に自転車で通っています。悩みは、木枯らしの吹くころになると足や手の指にしもやけができること。それだけではなく下半身の冷えもひどく、夜の帰り道はひときわつらいといいます。ゆっくり入浴したくらいでは解消しない冷えとしもやけをなんとかしたいと、来院しました。

Tさんの脈の状態をみてみると、触れにくくて非常に弱いことがわかりました。その所見から、末梢循環を改善させてひどい冷えを解消する当帰四逆加呉茱萸生姜湯を処方。続けているうちにTさんは徐々に血のめぐりがよくなり、冷えも改善しました。その年の冬はしもやけにならなかったばかりか下半身のひどい冷えを感じることもなく、「冬の自転車通勤も無事に乗り越えられました」と、喜んで報告にきてくれました。

漢方の診察では特に脈の状態をみる脈診も行います。漢方の脈診は、両腕の3カ所ずつ計6カ所の脈の状態をみます。それぞれの脈の遅速や強弱などを総合的に把握して診断しますが、この脈診はときに処方を決めるための重要な情報になります。

Tさんの場合は脈が触れにくくて弱いという特徴がありましたので、そのようなタイプの冷えを解消する**当帰四逆加呉茱萸生姜湯**を処方したわけです。この処方は、脈が沈弱ということもありますが、末梢循環が悪くてしもやけができて、浮腫がなくのぼせ傾向である人に用います。

冷えのタイプに合わせて漢方薬を選ぶ

漢方の生薬には、冷えに効くものが複数あります。代表的なものは、附子(ぶし)、乾姜(かんきょう)、当帰(とうき)、川芎(せんきゅう)などですが、それぞれ温める度合いが違い、特徴があるので、冷えのタイプを見極めそれに合う生薬が配合された漢方薬を選ぶことが

生薬の持つ性格（薬性）と適応

薬性	作用	適応病態	主な生薬
熱	強く温める	陰証	附子、乾姜
温	やや温める	陰の傾向	当帰、人参、桂枝
平	中立	中間	甘草、大棗、葛根
涼	やや冷やす	陽の傾向	半夏、芍薬、柴胡
寒	強く冷やす	陽証	石膏、芒硝、大黄

ポイントです。

一般に若い人の冷え、つまり末梢循環障害に対しては、当帰芍薬散（とうきしゃくやくさん）などの当帰や川芎を含んだ漢方薬を用い、高齢で新陳代謝が衰えた人の冷えには、附子を含んだ漢方薬で対処します。

からだを温める生薬があるように、からだを冷やす生薬もあります。

冷えに効く漢方薬

冷えは、からだのさまざまな場所に生じます。また、同じ場所の冷えであっても、症状によって処方が異なります。どのようなタイプの冷えなのかを見極め、特徴的な症候から漢方薬を選択します。

【手足を中心とした冷え（末梢循環障害）】

①しもやけ、冷えのぼせ、冷えによる下腹部痛（寒疝（かんせん））

↓当帰四逆加呉茱萸生姜湯（とうきしぎゃくかごしゅゆしょうきょうとう）

② 月経困難、むくみ、めまい、虚弱体質、顔色不良　↓当帰芍薬散

③ 月経困難、手のひらのほてり、口唇の乾燥、冷えのぼせ　↓温経湯（うんけいとう）

④ 月経困難、のぼせ、頭痛、肩こり、下腹部圧痛、頑丈な体格
↓桂枝茯苓丸（けいしぶくりょうがん）

⑤ ホットフラッシュ、不眠、肩こりなど、イライラ、めまいなど（更年期症候群の症状や月経前症候群など月経に関連した自律神経失調症状）
↓加味逍遥散（かみしょうようさん）

【全身の冷え（新陳代謝低下）】

① 顔色不良、全身倦怠感、朝の下痢　↓真武湯（しんぶとう）

② 強い悪寒、顔色不良、高齢者の感冒初期　↓麻黄附子細辛湯（まおうぶしさいしんとう）

③ 加齢に伴う諸症状（腰痛、下半身の衰え、夜間頻尿など）
↓八味地黄丸（はちみじおうがん）

【消化器系の冷え（胃腸機能低下）】

①ガス貯留を伴う消化管症状（下痢、便秘、腹満）、腸閉塞　↓大建中湯（だいけんちゅうとう）

②慢性下痢、薄い多量の尿、薄い唾液（よだれ）、食欲低下　↓人参湯（にんじんとう）

③腹痛のない慢性下痢、下腹部の冷え、顔色不良、倦怠感、早朝の腹鳴と下痢　↓真武湯

④みぞおちの張り、腹鳴、下痢傾向、げっぷ、頑丈な体格　↓半夏瀉心湯（はんげしゃしんとう）

【泌尿器系・生殖器系の冷え】

①高齢者、腰痛、下半身の衰え、夜間頻尿　↓八味地黄丸

②八味地黄丸が無効な場合、手足のしびれ　↓牛車腎気丸（ごしゃじんきがん）

③冷えによる頻尿、全身倦怠感、胃腸虚弱、神経質　↓清心蓮子飲（せいしんれんしいん）

【運動器系の冷え】

①冷えによる手足関節痛、朝のこわばり　↓桂枝加朮附湯（けいしかじゅつぶとう）

②老化現象、下半身の衰え、夜間頻尿、腰痛　↓八味地黄丸

③腰から下の冷えと重さ　↓苓姜朮甘湯（りょうきょうじゅつかんとう）

冷えを撃退する養生法

冷えを改善するためには、その要因となる環境や服装、食生活などを見直す養生が大切です。からだを冷やさず、血の流れをよくするよう心がけましょう。

- 住居環境　↓冷暖房の多用はからだにストレスとなる。冷房は冷えを増すので高めの温度設定にするなど注意する。
- 服装　↓下半身は上半身より厚着にする。首回りにストールなどを巻き、また腹巻きやズボン下などを着用する、カイロで腹部を温めるのもよい。スカートやワンピースなどは冷えを助長するので、ズボンにしたりレッグウオーマーなどを着用したりして足首を冷やさないようにする。
- 食物　↓からだを温める温性食物や加温した食物を摂取し、からだを冷やす寒性の食物の摂取を控える（275ページ参照）。
- 入浴　↓ぬるめの湯（39度～40度くらいが目安）に、10分から15分ほどゆっくり浸かる。足湯や下半身浴、薬湯なども効果的。

特殊な冷え「寒疝（かんせん）」とは

俗に「さしこみ」といわれる鋭い痛みが周期的に反復する症状を疝痛といいます。特に寒冷の刺激で下腹部痛が出現したり悪化したりするものを「寒疝」といい、下腹部痛だけでなく、腰痛やめまい、頭痛、動悸、歩行困難、発熱、吐き気、冷や汗など、さまざまな症状を伴うのが特徴です。

寒疝は冷房の冷気などに当たって誘発されることが多いのですが、冷えておなかが痛くなったというレベルではなく、先に説明したさまざまな症状が激しく出るため、日常生活にも支障が出るほどです。ちょっとした寒冷刺激で誘発されますので、スーパーマーケットの冷凍食品売り場や生鮮食品売り場に近づけないという人がほとんどです。

当帰四逆加呉茱萸生姜湯（とうきしぎゃくかごしゅゆしょうきょうとう）で治療しますが、このような症状に思いあたる人は、まずは漢方医に相談しましょう。

3 赤ちゃんが欲しい

日本産婦人科学会の定義によれば、不妊とは「妊娠を望む健康な男女が避妊をしないで性交をしているにもかかわらず、一定期間妊娠しないもの」であり、同学会はこの「一定期間」について、「1年というのが一般的である」としています。国立社会保障・人口問題研究所の調査では、初婚同士の夫婦の場合、30パーセント以上のカップルが「不妊について心配している」との結果があり、この割合は調査を重ねるごとに上昇している傾向にあります。

不妊のことを正しく知ろう

不妊の原因は、男性側、女性側、あるいはその両方にある場合がありますが、明確な原因が見つからないこともあります。

【男性側の原因】

精子をつくる機能の障害、精子が通る道の通過障害、性行為障害（ＥＤ：勃起障害など）、自分の精子を異物と認識して攻撃してしまう免疫の異常など。

【女性側の原因】

ホルモンの異常で排卵がない（排卵障害）、卵子を卵管に取り込めない（キャッチアップ障害）、卵子の通り道である卵管の通過障害（卵管通過障害）、受精卵が着床する内膜の問題（子宮内膜症・黄体不全）、精子が子宮内に入る経路の問題（頸管粘液の分泌不全など）、子宮の形の問題（子宮奇形）、精子を攻撃してしまう免疫の異常など。

【男女共通の原因】

セックスレス、加齢による妊娠能力（妊孕性（にんようせい））の低下。

不妊症の人は「血（けつ）」に問題があることが多い

私が診療する東海大学医学部付属病院東洋医学科にも、不妊で悩む女性が多く訪れます。その中には、すでにいろいろな病院で治療を受け、それでも妊娠できなかった女性もかなりいます。

漢方的にみると、不妊に悩む人の背景にはほとんどの場合、血の失調があります。人間のからだをめぐる3大要素である気（き）・血（けつ）・水（すい）のうち、血の流れが停滞した瘀血（おけつ）、量が不足した血虚（けっきょ）が疑われます。

【瘀血】

- 月経量が多い（血のかたまりが出る、夜用生理ナプキンが1時間も持たないなど）。
- 月経周期に一致した症状がある（月経前症候群、にきびなど）。
- 便秘やガスではないのに下腹部が張っている。

・あざができやすい体質である。
・くちびる、舌、歯茎の色が悪い（暗赤色〜暗紫色）。

【血虚】
・手足が冷える（しもやけなど）。
・貧血気味で血色が悪い。
・皮膚がカサカサと乾燥したいわゆる〝さめ肌〟である。

ただし、瘀血や血虚のほかにも不妊に影響する要因は考えられますから、それらにも目を向けることが大切です。重要なことは、からだ全体のコンディションを整えておくことです。

血の問題以外で不妊につながる主な要因

・気虚（ききょ）　↓疲れやすい、だるい、気力がない、かぜをひきやすい、寝汗をかく。

・気うつ　→息苦しい、喉がつまった感じ、抑うつ気分が強い、眠れない。
・気逆（きぎゃく）　→イライラする、怒りやすい、のぼせる。
・水毒（すいどく）　→むくむ、雨の前日の頭痛、めまい、水を飲んだわりには尿量が少ない。
・脾虚（ひきょ）　→胃腸が弱い、下痢しやすい、食後に眠くなる、胃もたれしやすい。
・腎虚（じんきょ）　→腰痛がする、夜間のトイレが多い、足腰が弱い。

漢方薬による不妊治療の基本

不妊治療で排卵誘発を期待することをたとえていうなら、西洋薬は実った果実をたくさんもぎ取って、その中から熟したものを選ぶようなもの、漢方は実が赤く熟して自然に落ちるのを待つようなもの、といえばわかりやすいでしょう。

人間には本来、生殖能力が備わっており、不妊であることは不自然な状態です。その不自然さはからだの不調という自覚症状となってあらわれますから、漢方治療ではその自覚症状を改善し、からだ全体のコンディションを整えようと考えます。

不妊における漢方治療の基本方針は、瘀血(おけつ)や血虚(けっきょ)に伴う症状の治療が中心となりますが、それぞれで使う漢方薬が異なりますので、これらを見分ける必要があります。

瘀血は血のめぐりが悪く滞った状態で、下腹部が硬くて圧痛が強く、月経血の量が多くてレバー状の血塊を認めます。頑丈な体格で体力のある実証の人に多くみられます。比較的痩せた体格であっても、子宮内膜症や子宮筋腫がある人の中には、下腹部圧痛などの瘀血の症候を強く認める人もいます。このような人は、おなかが硬いうちは瘀血が強く妊娠しにくいので、桂枝茯苓丸(けいしぶくりょうがん)や桃核承気湯(とうかくじょうきとう)で瘀血の状態を改善します。おなかが柔らかくなり、さまざまな症状が緩和されたら、血のバランスを整えるために処方を温経湯(うんけいとう)などに変えます。

一方、血虚（けっきょ）とは血の量が不足した状態で、しもやけができるなど末梢血流が悪くて手足が冷え、皮膚もカサカサと乾燥する傾向です。血虚はもともと虚弱な体質によくみられますが、このような人には手足の血流を改善する**当帰四逆加呉茱萸生姜湯**（とうきしぎゃくかごしゅゆしょうきょうとう）や**当帰芍薬散**（とうきしゃくやくさん）を用います。

このように、冷え、頭痛やめまい、腹部の圧迫感、胃腸虚弱など、不妊とは一見関係ないような心身のささいな症状を改善することもポイントです。「通常であれば女性は妊娠して出産できる」と考えると、婦人科系のトラブルだけでなく、さまざまな障害を取り除いておくことで妊娠しやすいコンディションになるのです。

妊娠は卵子が受精して子宮内膜に着床することで始まりますが、子宮は受精卵が育つベッドのようなもの。子宮の状態はお母さんのからだのコンディションに大きく影響されるため、血のめぐりの異常である瘀血（おけつ）や血虚の治療は重要です。自覚症状が改善した後もよい状態を保つために、通常は6カ月以上、少なくとも1、2年は治療を続け、からだのコンディションを整えて妊娠を待ちます。

不妊治療は男性が一緒に受けることも重要で、たとえ男性側に原因がなくても協力することは不可欠です。

◆ケース4　不妊治療でドクターショッピングの末に来院

Fさんは結婚6年目を迎えた36歳の主婦。妊娠に備えて結婚後1年で仕事を辞めたものの、子どもに恵まれず、3年前から産婦人科に通って不妊治療を受けています。

最初の医院では1年ほどホルモン剤や排卵誘発剤を使って治療を受けましたが効果がなく、いくつかの産婦人科医院をめぐりました。各医院で提案された治療法にこれといった決め手がなく迷っていたところ、友人に紹介してもらい不妊治療で有名な病院にかかることにして2年が経ちました。その間、人工授精にも7回ほど挑戦。それでも残念ながら妊娠につながらず落ち込んでいたところ、インターネットで漢方による不妊治療を知り、来院したのです。

問診で話を聞いてみると、月経不順も月経痛もないとのこと。私は問診表に書かれた「ときどきのぼせて頭が痛い」という点と、Fさんの上気した顔に目を留めました。腹診で下腹部を軽く押したところ、うめき声を出すほど痛がったFさんをみて、まずは瘀血の状態が強いと診断。冷えにも悩まされているとのことだったので、桂枝茯苓丸を処方しました。

3カ月ほどしてFさんは、「冷えが解消されてきたように感じる」と笑顔をみせてくれました。おなかを診察してみると、下腹部の圧痛がとても軽くなったようです。相変わらず顔色は紅潮気味でしたが、瘀血所見も明らかに軽くなっています。そこで手のひらがほてるという症状を参考に処方を温経湯に変えたところ、さらに2カ月の後にFさんから「妊娠しました！」という報告がありました。

このように、不妊治療の早道は体質改善です。処方も瘀血を改善する作用のある漢方薬に限らず、胃腸を強化したり便秘を解消する処方で結果的に妊娠に結びついた例もあります。漢方の不妊治療では、遠回りのようでも不快な自覚症状を改善して体調を整えることが妊娠への近道となります。

西洋医学との組み合わせで効果が

西洋医学的な検査で卵管通過障害、ホルモン異常、子宮奇形など妊娠を妨げている理由がはっきりしている場合には、まず西洋医学で病変部を治療してから漢方薬で不快な自覚症状を取り除いて、人間が本来持っている生殖能力を最大限に引き出すということになります。漢方薬は西洋薬のように女性ホルモンに直接影響を与えることはなく、その作用の仕組みは全く異なります。ですから西洋医学をうまく併用することで、より効果的な治療が期待できるのです。

また、臨床では漢方薬を西洋医学的な立場で使用することもあります。たとえば卵巣機能不全に対する温経湯（うんけいとう）、自己免疫性の不妊に対する柴苓湯（さいれいとう）などが挙げられます。漢方と西洋医学双方の特質を考え、うまく組み合わせて治療すると効果的です。

不妊に効く漢方薬

女性の不妊治療には、多くは背景にある瘀血（おけつ）や血虚（けっきょ）を改善し、からだを妊娠しやすい状態に調整していきます。男性の場合も同様に、からだのコンディションを整えておくことが重要です。

女性の不妊

【瘀血】下腹部の張りと圧痛、血塊が混じるような濃い月経血

①下腹部の張りと圧痛、冷えのぼせ、便秘はない　↓桂枝茯苓丸（けいしぶくりょうがん）

②左下腹部の強い圧痛、便秘、のぼせ、月経時の精神症状、過食傾向

↓桃核承気湯（とうかくじょうきとう）

③のぼせ、便秘、イライラ　↓通導散（つうどうさん）

【血虚】手足の冷え、しもやけなど

①手足の強い冷え、しもやけ、のぼせ傾向　↓当帰四逆加呉茱萸生姜湯（とうきしぎゃくかごしゅゆしょうきょうとう）

②虚弱な体質、手足の冷え、しもやけ、むくみ、貧血傾向（顔色不良）

↓当帰芍薬散（とうきしゃくやくさん）

③虚弱な体質、腹痛、腹部膨満、ときに下痢や便秘　↓当帰建中湯（とうきけんちゅうとう）

【瘀血と血虚の中間】

①口唇の乾燥、手のひらのほてり、下腹部の冷え　↓温経湯

②更年期様症状（ホットフラッシュなど）、多愁訴、手足の冷え

↓加味逍遥散

男性の不妊

① 精子の運動率低下、精子数の減少 ↓補中益気湯（男性は性交の約2時間前に1日分量を頓服する）

② 加齢に伴ってあらわれるさまざまな症状、腰痛、夜間頻尿、性機能低下
↓八味地黄丸（腎虚に用いる代表的処方）

妊娠後の漢方薬の安全性

妊娠後、漢方薬を飲むことに不安を持つ方もいますが、漢方薬が赤ちゃんの奇形などの原因になったとの報告はありません。しかし妊娠出産に際しては、漢方薬服用の有無にかかわらず必ず一定のリスクを伴います。ですから、流産癖や習慣性流産、妊娠中毒症の既往などがあれば積極的に漢方薬を用い

ますが、問題のない妊娠では原則的に漢方薬を用いることはしません。

妊娠後の漢方薬の例

妊娠初期（14週くらいまで）は、妊娠を維持するため必要であれば当帰芍薬散（とうきしゃくやくさん）を用います。当帰芍薬散は妊娠維持、流産癖、妊娠中毒症などに応用できる漢方薬で、古来より「安胎薬（あんたいやく）」といわれてきました。

妊娠中に用いられる比較的安全な漢方薬

① 妊娠悪阻の第一選択薬　→小半夏加茯苓湯（しょうはんげかぶくりょうとう）（エキス剤を適量の熱湯に溶いて小指頭大の新鮮な生姜（ショウガ）の搾り汁を加える）
② 息苦しさ、吐き気、抑うつ気分　→半夏厚朴湯（はんげこうぼくとう）
③ 下痢、嘔吐、食欲低下　→人参湯（にんじんとう）
④ 空咳、気道過敏　→麦門冬湯（ばくもんどうとう）
⑤ 妊娠中の感冒初期　→桂枝湯（けいしとう）

4 更年期を快適に過ごす

更年期とは閉経の前後5年、合計約10年間を指します。日本人女性の平均閉経年齢は約50歳ですので、多くの人は40歳代半ばから50歳代半ばまでが更年期にあたります。

閉経が近づくと女性ホルモンの分泌量が減り、卵巣の働きも衰えてやがて停止します。女性ホルモンの急激な減少は自律神経の働きや情動に影響を与え、女性ホルモンの欠乏症状である更

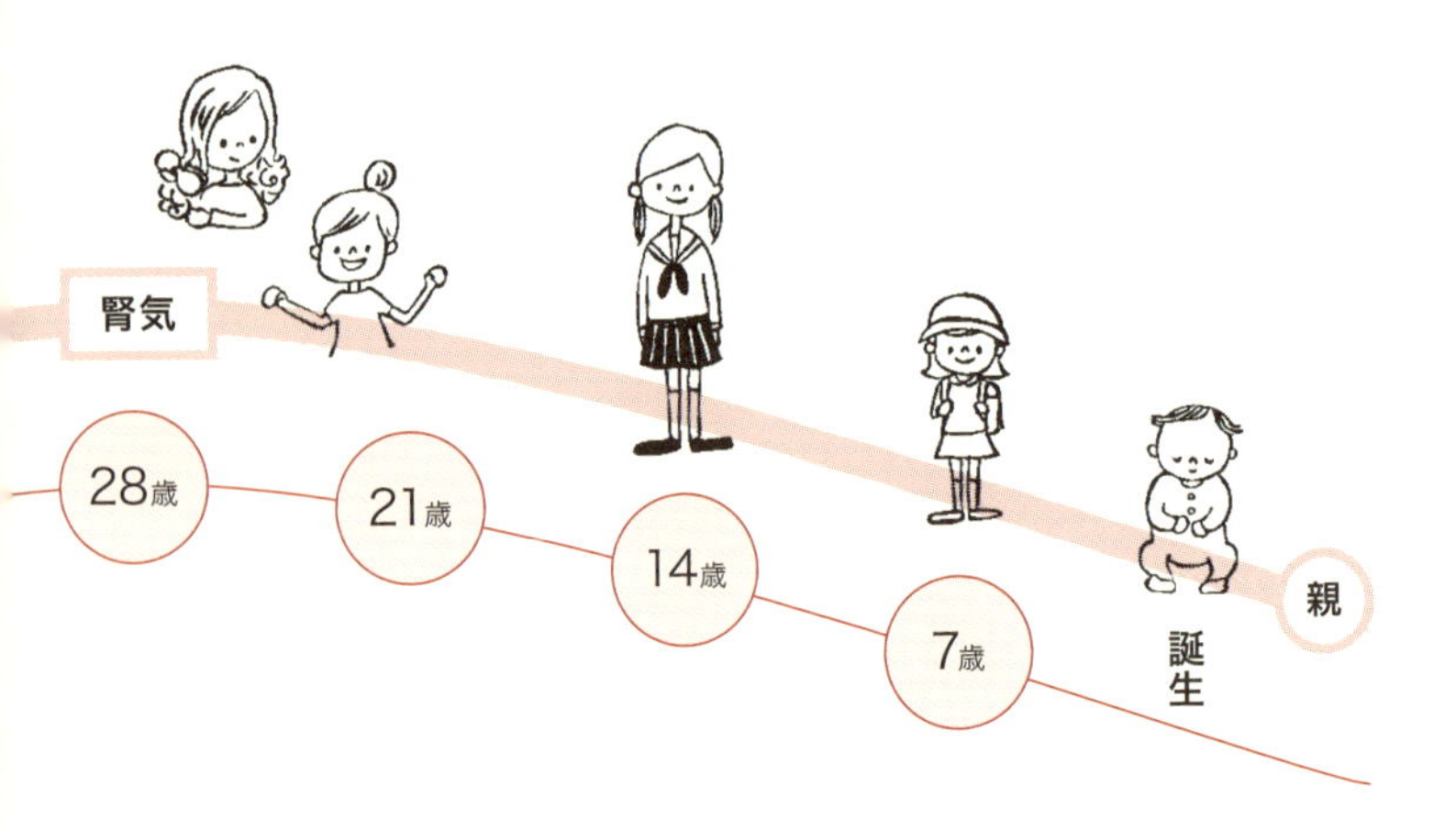

年期症候群の症状が起こりやすくなります。女性ホルモンが少ない状態にからだが適応するにつれ、更年期症候群の症状も落ち着いてきます。

女性のライフサイクルと更年期

人間のからだは、男性は8年周期、女性は7年周期で変化すると漢方では考えられています。このライフサイクルに当てはめると、女性は49歳（7年×7）で閉経し、肉体的な衰えが始まります。こうした衰えは、前述のように女性ホルモンの分泌量の減少によ

女性のライフサイクルと女性ホルモン分泌量の変化

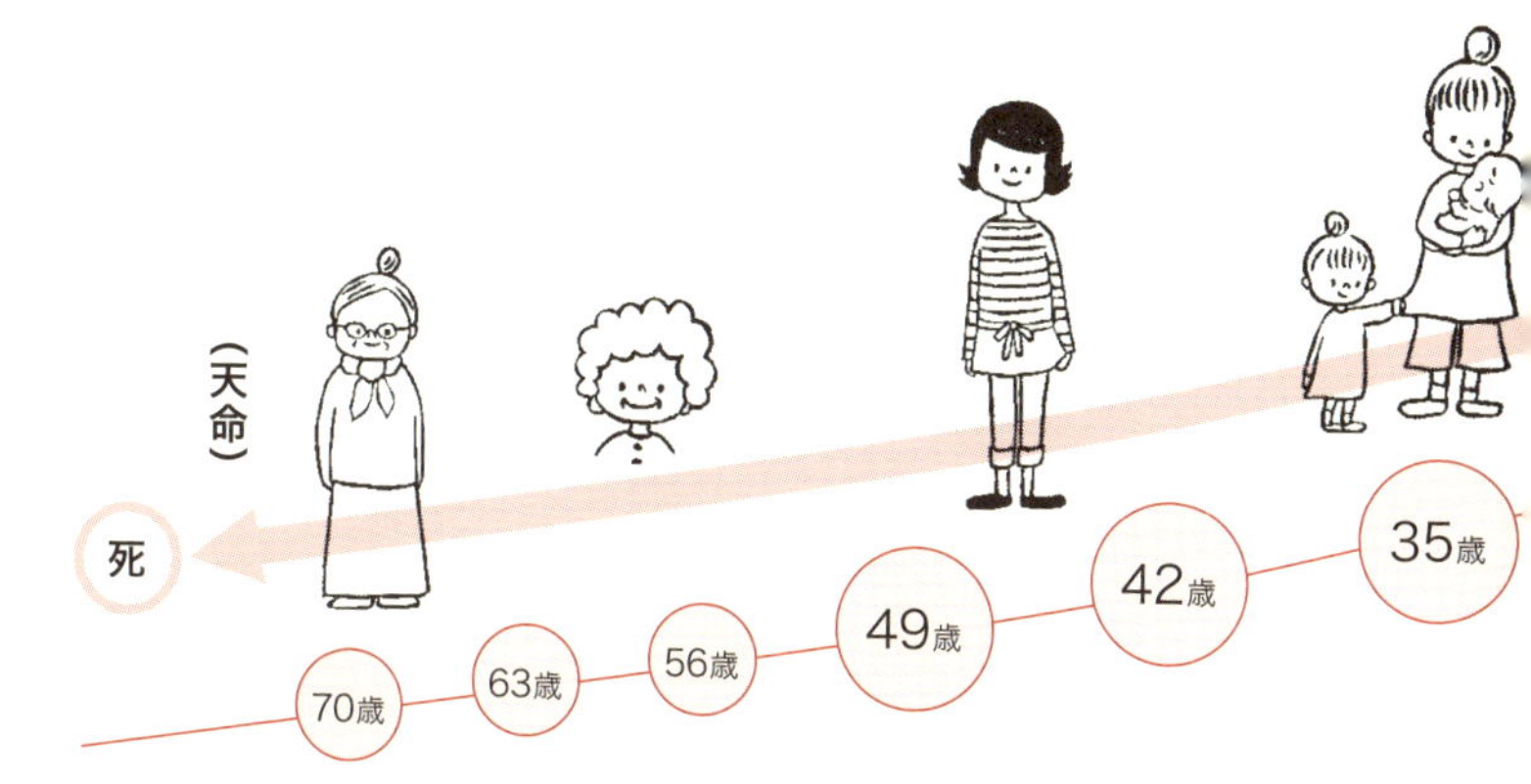

り起こりますが、漢方の視点から見れば、生命力をつくり出す「腎気（じんき）」の衰退が原因です。

今や49歳といえばまだまだ若く元気で、衰えなどという言葉とは無縁と思っている人も多いでしょう。しかし、からだは確実に変化していきます。ライフサイクルを意識し、からだにもこころにも負担をかけすぎずに養生して腎気を保つことが、人生の後半を若々しく健やかに過ごす秘訣です。

症状は人それぞれ

更年期症候群の症状は、からだの症状から精神症状まで多岐にわたり、どのような症状がどの程度の強さで発現するのかは人それぞれ。ほとんど無症状の人から治療が必要な人まで多様です。

頭痛や肩こり、腰痛やイライラなどさまざまな症状があるにもかかわらず、はっきりした理由や原因がわからないといった不定愁訴は、更年期症候群の代表的な症状です。一つひとつの症状ごとに対応する診療科に行っては いくつもの診断名をつけられ、何年も苦しんだ末、実はすべて更年期症候群の症状だったという事例は珍しくありません。多種類の薬を飲んでいるのに不快な症状が改善しないということを避けるためにも、これらの症状を総合的にみる必要があります。

更年期症候群の症状の代表例といえば、急にからだがほてって汗をかくホットフラッシュでしょう。ホットフラッシュは上半身、特に顔面に出ますが、同時に下半身は冷えると訴える人も多くいます。このように、自律神経の働きの乱れで起こるほてりと冷えが共存し、それが顕著にあらわれるのも更年期症候群の症状の特徴です。

代表的な更年期症候群の症状

・身体症状　↓ホットフラッシュ（発作性のぼせ）、発作性発汗、発作性動悸、頭痛、めまい、肩こり、腰痛、疲労倦怠、頻尿、身体痛、耳鳴りなど

・精神症状　↓イライラ、くよくよ、不眠、抑うつ気分、気力低下など

◆ケース5　突然ほてるなどさまざまな不快な症状

48歳のMさんはアパレル関係の会社に勤務。月経は痛みもなく28日周期で安定していましたが、45歳ごろから不定期になってきました。通勤電車の中や仕事中に突然カーッとほてり、汗が噴き出るように。自宅に帰って2人の娘と話していると、ささいな言葉にイライラすることもしばしばです。娘たちからは「更年期なんじゃないの？」と言われ、ますますイライラが募るばかりでしたが、学生時代の友人と会って話していたところ、漢方薬で同じような症状が改善されたと聞いて来院しました。

Mさんの訴えを聞いてみると、出てくるわ出てくるわの不調のオンパレード。本人は案外と元気そうなのに、毎日歩けないくらい疲れると訴えます。不調の種類の多さもさることながら、私は来院のたびに主訴が異なることにも着目。加味逍遥散(かみしょうようさん)を処方しました。

1カ月ほどでだんだんと症状が落ち着いてきたMさん。休みの日にはウオーキングをしたり、ゆっくり入浴するなど、リラックスする生活習慣も取り入れ、不快な症状を自覚することはほとんどなくなりました。

加味逍遥散は、更年期症候群の症状にみられる発作的なのぼせや発汗によく用います。加味逍遥散の逍遥とは、「あちこち歩き回る」という意味があるように、訴える症状が一定せず変化する場合によい適応となります。

ちなみに加味逍遥散は、当帰芍薬散(とうきしゃくやくさん)や桂枝茯苓丸(けいしぶくりょうがん)と同じく瘀血(おけつ)を改善する漢方薬です。女性に使うことがほとんどですが、男性でも訴える症状の多い人にはたいへん有効です。

更年期症候群の症状に効く漢方薬

更年期症候群の症状に対する治療では主な症状から処方を決め、こころの症状とからだの症状を併せて改善していきます。

【主として精神神経症状に用いられる処方】

①発作性ののぼせと発汗、動悸、頭痛、めまい、肩こり、不眠、イライラなど、訴えの多い典型的な更年期症候群、月経前症候群、自律神経失調症　↓加味逍遙散（かみしょうようさん）

※更年期に限らずあらゆる年齢に応用できる。末梢循環改善作用（冷え）と精神安定作用（心気症）を兼ね備えた処方。

②比較的がっしりした体格、のぼせ、めまい、加味逍遙散が効かない更年期症状　↓女神散（にょしんさん）

③比較的がっしりした体格、動悸、不安、不眠、イライラ、驚きやすいなどの交感神経が過敏になった状態、抑うつ気分が強い場合

↓柴胡加竜骨牡蛎湯

④イライラして怒りっぽい、攻撃的な性格、動悸、不眠　↓抑肝散

※五臓でいう「肝」は怒、筋、目、青などと関連しているとされる。

⑤咽喉部に物が詰まった感じ、息苦しさ、抑うつ傾向、不安感、不眠

↓半夏厚朴湯

【主として身体症状に用いられる処方】

①比較的がっしりした体格、のぼせ顔、冷えのぼせ、めまい、頭痛、肩こり、皮膚粘膜の暗紫色化、あざができやすい、下腹部の張りと圧痛、ホットフラッシュ　↓桂枝茯苓丸

②がっしりした体格、便秘、のぼせ、イライラ感、過食傾向

↓桃核承気湯　※下剤としての作用も強い

③虚弱な体格、冷え症、むくみ、疲れやすい、頭重感、めまい、貧血傾向

↓当帰芍薬散

④冷え症、口唇の乾燥、手のひらのほてり、下腹部の冷え、皮膚の乾燥

傾向、不眠　↓温経湯（うんけいとう）

5　肌のトラブルを改善したい

中国の名医、扁鵲（へんじゃく）が5世紀前後に著した『倉公列伝』に「病応は大表にあらわれる（病應見於大表）」とあります。まさに「肌は内臓の鏡」というわけですが、この言葉からもわかるように、漢方では肌のトラブルを全身のバランスが崩れていることのあらわれとして捉えます。

肌だけでなく全身のバランスを正す治療を

肌のトラブルの改善には、皮膚にあらわれている症状を改善させる治療（対症療法）を中心に行うと同時に、全身のバランスを整える治療（根本治療）を組み合わせると効果的です。

漢方では、対症療法を「標治法（ひょうちほう）」、根本治療を「本治法（ほんちほう）」といいます。

標治法：局所に注目した対症療法

体表部にあらわれた症状に対して治療を行う。病変がある皮膚の局所に熱があれば清熱剤、うっ血や皮下出血が強ければ駆瘀血剤、滲出液が多かったり局所がむくんでいれば利水剤、乾燥していれば滋潤剤などを用いることが多い。

本治法：全身に注目した根本治療

皮膚症状を引き起こす背景にある全身のアンバランスを正す治療。体質改善的な意味を持つ。

胃腸虚弱が明らかであれば**人参剤（にんじんざい）**や**建中湯類（けんちゅうとうるい）**、月経周期に関連して皮膚症状が悪化すれば駆瘀血剤、疲れやすくて倦怠感が強ければ**人参（にんじん）**と**黄耆（おうぎ）**を含む補剤などを考える。

肌を診察するときのポイントと処方

肌の症状と全身の症状、それぞれに診察のポイントがあります。

皮膚局所の症状については、性状、性質、分布に注目します。病変部が乾燥しているか湿潤しているか（乾湿）、病変部に勢いがあるかどうか、赤くなっているか、発熱や腫脹の程度はどうか（陰陽・寒熱）、どこに（分布部位）、どのような形で広がっているのか（分布形状）などをよく観察します。

一見、皮膚症状とは関係のないものでも、皮膚症状を増悪させる因子を見つけ出すこともとても重要です。注目すべき増悪因子としては便秘が有名ですが、そのほかにも、月経、食事、寒冷、温熱、乾燥、湿気、疲労、ストレスなどが悪化の原因となり得るので十分な問診をします。

皮膚の状態と有効な漢方治療

【乾湿】

乾性：滲出液が少ない、あるいはない（カサカサしている、落屑がある）
→地黄、当帰、麦門冬、瓜呂根など

湿性：滲出液が多い（ジュクジュクしている）、皮下に水疱がある
→朮、茯苓、沢瀉、猪苓、黄耆など

【陰陽】

陽証：活動は活発で、腫脹や発熱、発赤を伴っている状態。分泌液濃厚、外観が汚い、腫脹している、熱を伴う、悪臭を伴う、かさぶたをつくる　→石膏、麻黄、黄連、黄芩など

陰証：不活発で、腫脹や発熱、発赤を伴っていない、あるいは少ない状態。分泌物が希薄で少ない、外観が汚くない、熱感や腫脹が少ない、痒みは強くない　→附子、乾姜など

【分布部位と形状】（皮膚症状）

分布部位：頭部　→治頭瘡一方（ぢずそういっぽう）

　　　　手掌　→温経湯（うんけいとう）

　　　　下顎（Uゾーンのニキビ）　→桂枝茯苓丸加薏苡仁（けいしぶくりょうがんかよくいにん）

形状：アイランド状病変（健常部位の中に病変部が点在）

　　→十味敗毒湯（じゅうみはいどくとう）など

びまん病変（病変部がベトーッと連続して広がる）　→温清飲（うんせいいん）、消風散（しょうふうさん）など

【増悪因子と処方】（全身症状）

①月経（月経周期に一致）　瘀血（おけつ）を除く

　→桂枝茯苓丸（けいしぶくりょうがん）、当帰芍薬散（とうきしゃくやくさん）

②食事（過食・食後など）　脾虚（ひきょ）・胃腸虚弱を改善する

　→半夏瀉心湯（はんげしゃしんとう）、六君子湯（りっくんしとう）

③寒冷（冬期・冷房など）　寒証（かんしょう）を温熱剤で改善する

　→当帰四逆加呉茱萸生姜湯（とうきしぎゃくかごしゅゆしょうきょうとう）、大建中湯（だいけんちゅうとう）、八味地黄丸（はちみじおうがん）、当帰飲子（とうきいんし）

④温熱（夏期・暖房・入浴など）熱証を清熱剤で改善する
↓黄連解毒湯、白虎加人参湯

⑤疲労（徹夜・夏ばてなど）気虚を補う
↓補中益気湯、十全大補湯

⑥ストレス（仕事・人間関係など）柴胡剤を用いる
↓柴胡桂枝湯、柴胡加竜骨牡蛎湯、四逆散、大柴胡湯

⑦湿気（雨天の前日・梅雨時期に悪化）水毒を利水剤で解消する
↓五苓散、苓桂朮甘湯

⑧乾燥（冬に増悪・保湿で改善）滋潤剤を用いる
↓当帰飲子、麦門冬湯

便秘で皮膚病変が増悪することがあります。一般に皮膚病を治療する場合は、瀉下作用のほかに、抗菌作用や抗消炎作用も併せ持つ大黄を積極的に併用して便秘しないようにします。

肌のトラブルは、悪くなったりよくなったりを繰り返しながら改善する可能性があります。どのようなときに改善するのか、自分で注意深く観察してみましょう。
また、西洋医学でも根本的な治療が難しいものは、漢方治療でも難しいということは知っておきましょう。

皮膚トラブルに効く漢方薬

皮脂の分泌量が多すぎることに起因するにきびやじんましんなどの皮膚症状に対しては、次のようなことをポイントに漢方薬を選びます。

尋常性座瘡（にきび）

局所の性状や増悪因子、分布に着目すると治療がうまくいくことが多い。便秘は改善しておく必要があります。

【生活指導・外用剤】

・刺激の少ない石鹸でよく洗う。
・硫黄の入ったローションを用いる。
・食事は甘いもの、脂っこいものを避ける。
・毛孔の閉塞は圧出して皮脂を出す。
・化粧や髪型に注意する。

【よく用いる処方】

①比較的体格のよい女性、月経周期に一致して増悪するにきび、赤黒くて下顎部を中心に生じる傾向がある　→桂枝茯苓丸加薏苡仁(けいしぶくりょうがんかよくいにん)

②虚弱体質で顔色が悪い女性、赤みも化膿傾向もないいわゆる白にきびで前額部を中心に多発する　→当帰芍薬散(とうきしゃくやくさん)（薏苡仁(よくいにん)を加えて用いることが多い）

③赤くて化膿傾向が強いにきび、顔面にのぼせ傾向　→清上防風湯(せいじょうぼうふうとう)

④脂性の皮膚　→芍薬甘草湯(しゃくやくかんぞうとう)（男性ホルモンの分泌を抑える）

※甘草は血液中のカリウム濃度を低下させる危険性があるため、長期連用には注意する

【そのほかの処方】

①虫刺されで腫れやすい、皮膚アレルギー反応が強い　→十味敗毒湯

②皮膚が浅黒く乾燥している　→荊芥連翹湯

③化膿傾向が強い　→排膿散及湯

④過食でにきびが悪化する　→半夏瀉心湯

⑤顔面紅潮、熱感や圧痛を伴う　→黄連解毒湯

⑥月経周期に一致して増悪する、便秘を伴う　→桃核承気湯

じんましん

じんましんも性状や増悪因子によって処方を選択します。赤く熱感を伴ってパンパンに腫脹した急性期（陽証）から、枯れたように赤みや膨隆が少ない状態（陰証）まで、その漢方的病態は異なります。

【よく用いる処方】

①じんましん全般、からだに熱がこもるような感じ、便秘　↓茵蔯蒿湯（いんちんこうとう）

②茵蔯蒿湯では下痢してしまう場合　↓茵蔯五苓散（いんちんごれいさん）

③虫刺されで腫れやすいなど皮膚過敏がある場合　↓十味敗毒湯

【そのほかの処方】

①魚を食べて生じたじんましん　↓香蘇散（こうそさん）

②月経周期に一致して増悪、夜間に増悪　↓桂枝茯苓丸（けいしぶくりょうがん）

③寒冷じんましん　↓麻黄附子細辛湯（まおうぶしさいしんとう）

④急性期のじんましん、局所の緊張と発赤、痒みが強い　↓葛根湯（かっこんとう）

⑤急性期をすぎて勢いが衰えてきたじんましん、上半身の発汗　↓柴胡桂枝湯（さいこけいしとう）

6-1 月経の悩みを改善するつぼ

【基本のつぼ】

三陰交を基本にする

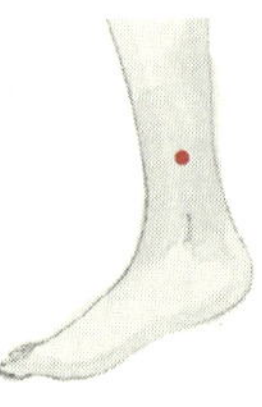

【三陰交（さんいんこう）】内くるぶしの中央から、すねに沿って膝のほうへ指４本分上がった骨の内側の際

◆月経が早めに来る人のタイプ別のつぼ

【出血がチョロチョロ続くタイプ】

症状：下腹部腰部がしくしく痛み、力が入らない。周期が早めで、長引き、終わりがはっきりしない。月経後も痛みが残ることがある

治療のつぼ＝三陰交、足三里、気海

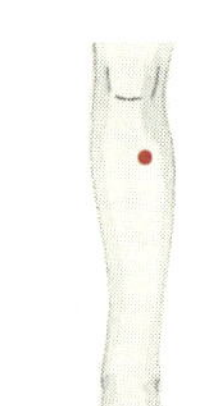

【足三里（あしさんり）】膝下のすねの上にある突起した骨の下縁から、外側に指2本分のところ

【気海（きかい）】へそから真下に指2本分のところ

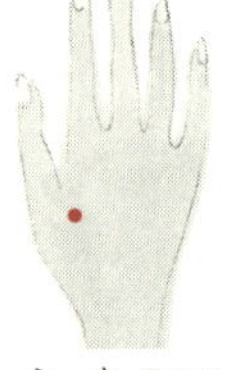

【合谷（ごうこく）】手の甲側の親指と人さし指を合わせてできる、膨らみの中央

【月経時に血塊が多いタイプ】

症状：下腹部腰部がチクチク、ズキズキ痛む。初めは経血量が多く、後半は少ない。周期は早め。だらだら出血してすっきり終わらない。暗紅色の出血で血塊が多い

治療のつぼ＝三陰交、合谷、血海

【経血量が多いタイプ】

症状：周期が短く、期間が長い。鮮紅色でネバネバして臭いがある

治療のつぼ＝三陰交、行間、血海

◆月経が遅れる人のタイプ別のつぼ

【からだが冷え疲れやすいタイプ】

症状：下腹部腰部が冷えて痛む。周期が遅れる。経血量が多く、長引く。冷え症。風邪をひきやすい

治療のつぼ＝三陰交、関元、足三里

【血海（けっかい）】膝を伸ばしたときにお皿の内側やや上にできるくぼみから、太ももに指3本分向かったところ

【行間（こうかん）】足の甲側の親指と人さし指のつけね

【関元（かんげん）】へそから真下に指4本のところ

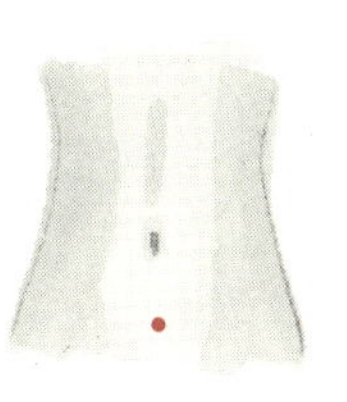

【無理なダイエットなど無理して痩せているタイプ】

症状：下腹部や腰部がしくしく痛む。力が入らない。月経が遅れる。経血量が少なく、月経が早く終わる

治療のつぼ＝三陰交、足三里、血海

【経血量が少ないタイプ】

症状：月経が遅れる。おりものが混じる。頭が重い

治療のつぼ＝三陰交、陰陵泉、足三里

【足三里（あしさんり）】膝下のすねの上にある突起した骨の下縁から、外側に指2本分のところ

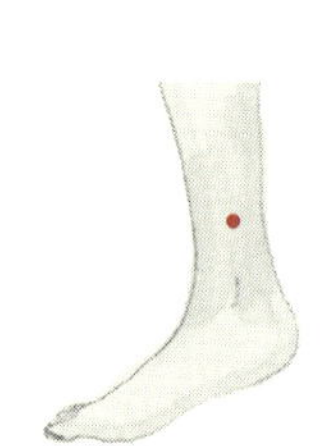

【三陰交（さんいんこう）】内くるぶしの中央から、すねに沿って膝のほうへ指4本分上がった骨の内側の際

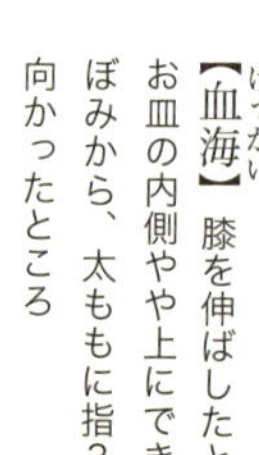

【血海（けっかい）】膝を伸ばしたときにお皿の内側やや上にできるくぼみから、太ももに指3本分向かったところ

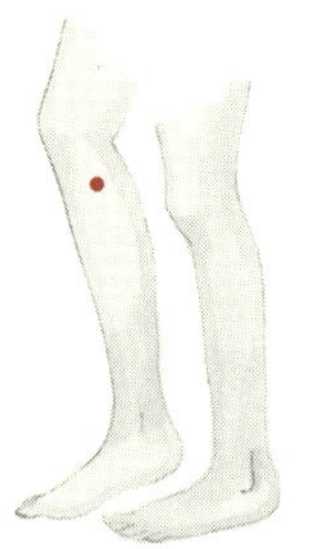

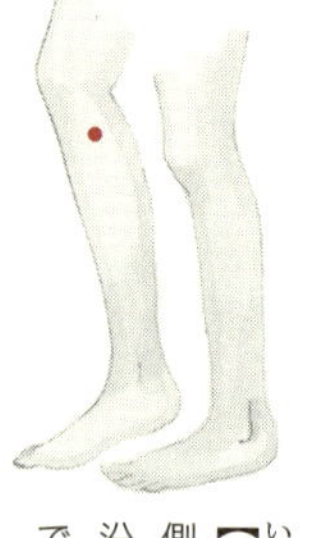

【陰陵泉（いんりょうせん）】向こうずねの内側で、内くるぶしからすねに沿って上がっていくと膝の下で指が止まるところ

6-2 冷えを改善するつぼ

治療の基本はお灸（簡易灸）で行います。使い捨てカイロやホットの缶飲み物を用いても効果的です。

◆タイプ別のつぼ

【イライラして冷えるタイプ】

症状：からだが熱くなったり寒くなったりする。仕事や人間関係などでストレスが多い。神経質で細かいことが気になる

治療のつぼ＝太衝、陽陵泉

【冷房に弱いタイプ】

症状：夏の冷房に弱い。手足の関節、足腰が痛む。希薄な無臭のおりものがある（女性のみ）

治療のつぼ＝大椎、陰陵泉

【太衝（たいしょう）】足の甲側の親指と人さし指のつけねから、足首の方向へ指で押し上げて止まるところ

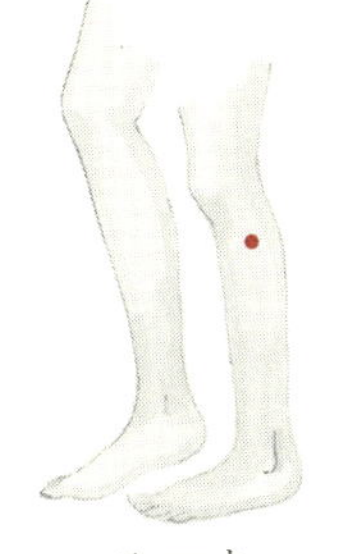

【陽陵泉（ようりょうせん）】膝下の外側のやや下にある大きな骨のすぐ下

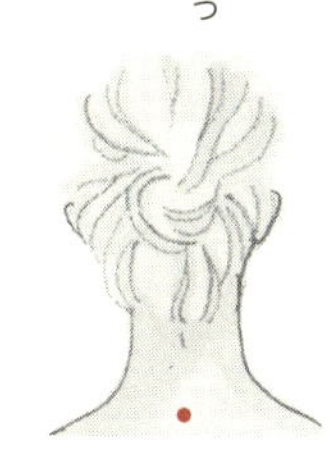

【大椎（だいつい）】頭を前に倒すと出っ張る、骨のすぐ下

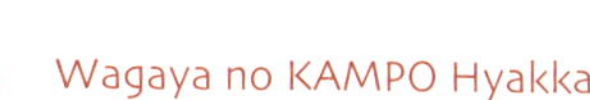

【陰陵泉（いんりょうせん）】向こうずねの内側で、内くるぶしからすねに沿って上がっていくと膝の下で指が止まるところ

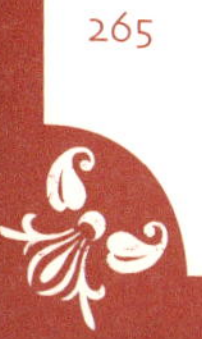

【胃腸が弱くて疲れるタイプ】

症状：普段から胃腸が弱く、軟便傾向である。すぐ疲れてしまいスタミナがない。夏は冷房が苦手

治療のつぼ＝足三里、中脘

【しもやけになりやすいタイプ】

症状：皮膚の乾燥が強く、爪がもろくて折れやすい。月経は不順で遅れ気味である

治療のつぼ＝関元、三陰交

【冷えのぼせタイプ】

症状：顔がのぼせて足が冷える。皮膚はカサカサ傾向である。月経痛があり月経不順で、特に月経前にのぼせが強くなる。子宮筋腫や静脈瘤がある人に多い

治療のつぼ＝三陰交、委中

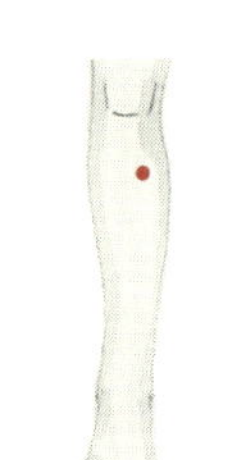

【足三里（あしさんり）】膝下のすねの上にある突起した骨の下縁から、外側に指2本分のところ

【中脘（ちゅうかん）】へそとみぞおちの中間

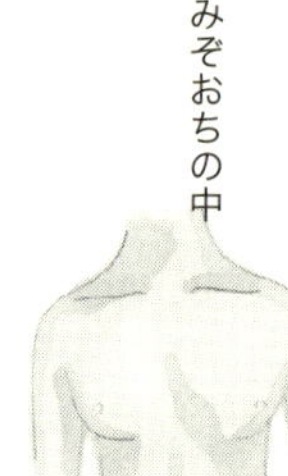

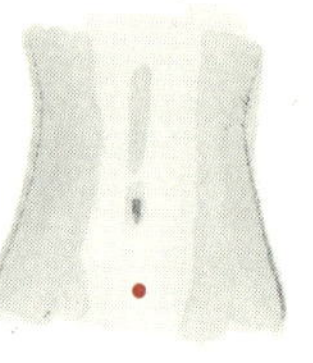

【関元（かんげん）】へそから真下に指4本のところ

【三陰交（さんいんこう）】内くるぶしの中央から、すねに沿って膝のほうへ指4本分上がった骨の内側の際

【委中（いちゅう）】膝関節の裏側、軽く膝を曲げたときにできる横じわの中央

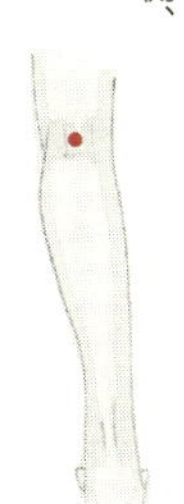

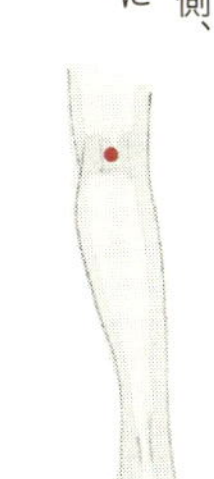

【色白ポッチャリタイプ】

症状：むくみやすく、からだが重く感じる。胃腸が虚弱で、何かあるとすぐに軟便となる。おなかがチャプチャプという

治療のつぼ＝陰陵泉、中脘

【陰陵泉（いんりょうせん）】向こうずねの内側で、内くるぶしからすねに沿って上がっていくと膝の下で指が止まるところ

6-3 更年期症候群を改善するつぼ

【イライラして怒りっぽいタイプ】

症状：いつもイライラ怒りっぽい。顔がのぼせて赤い。目の充血。肩こり、頭痛、耳鳴りがする、喉が渇き、冷たいものが欲しい。ささいなことですぐカーッとなり、怒る

治療のつぼ＝行間、三陰交、内関

【行間（こうかん）】足の甲側の親指と人さし指のつけね

【内関（ないかん）】手首の内側にある横じわの中央から、肘に指３本分向かったところ

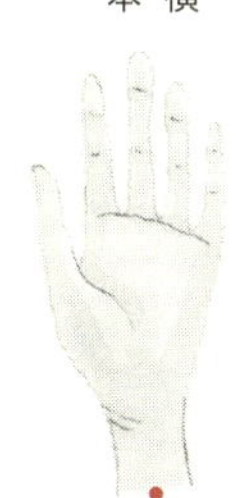

【顔がのぼせて、よく汗をかくタイプ】

症状：顔がのぼせて赤く、汗が出る。目の充血、かすみ目、頭痛、めまいなどに足腰のだるさを伴う。疲労や寝不足で悪化する

治療のつぼ＝三陰交、湧泉、腎兪

【顔がのぼせて不眠・動悸があるタイプ】

症状：顔がのぼせて赤く、汗が出る。手足のほてりで眠れない。動悸、息切れ、耳鳴り。足腰がだるくて力が入らない。口内炎がよくできる。喉が渇く。疲労や寝不足で症状が悪化する。ほてり感が強く、からだに熱感ある

治療のつぼ＝三陰交、湧泉、労宮

【足腰が弱く冷えるタイプ】

症状：足腰が冷える。足腰がだるく力が入らない。元気がなく疲れやすい。夜中にトイレに起きる。耳鳴り。白髪、脱毛、物忘れをしやすい

治療のつぼ＝三陰交、関元、腎兪

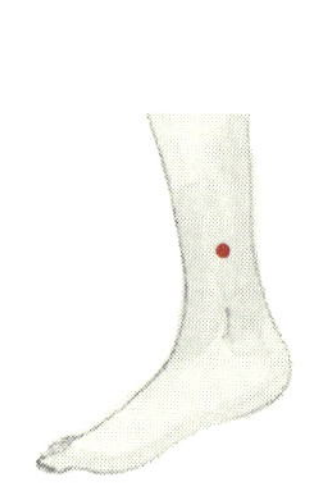

【三陰交（さんいんこう）】内くるぶしの中央から、すねに沿って膝のほうへ指4本分上がった骨の内側の際

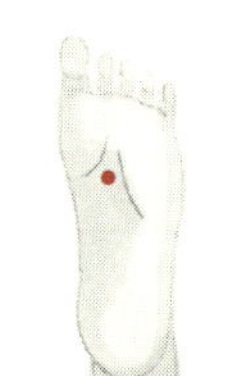

【湧泉（ゆうせん）】足の裏ほぼ中央

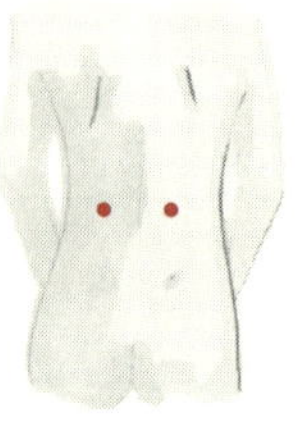

【腎兪（じんゆ）】腰のくびれ（ウエスト）の高さの背骨から、外側に指2本分のところ

【労宮（ろうきゅう）】手のひらの中央

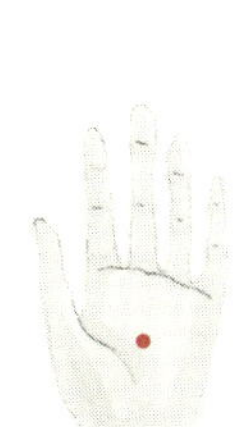

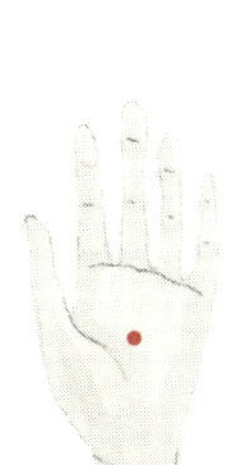

【関元（かんげん）】へそから真下に指4本のところ

【太衝（たいしょう）】足の甲側の親指と人さし指のつけねから、足首の方向へ指で押し上げて止まるところ

6-4 不妊に効くつぼ

不妊症に対する鍼灸治療は、体質とそのときの子宮の状態を考えて行います。子宮の状態を基礎体温から推測し、基礎体温を調節することで妊娠しやすいからだをつくります。基礎体温を測り、低温期・排卵期・高温期・月経期に応じたつぼを使いますが、中心になるのは三陰交です。

【月経後から排卵まで（低温期）】

エストロゲン（卵胞ホルモン）の分泌が高まって卵胞が発育し、子宮内膜も少しずつ厚くなります。鍼灸においては月経によって失われた血や気を補い、腎精（卵胞）を育てる時期です。

治療のつぼ＝三陰交、太衝、関元

【排卵期】

卵子が卵巣から飛び出し、卵管を通過し子宮内に移動します。からだにいろいろな変化が起きる時期でもあります。鍼灸においては気のめぐりが不安定な時期となり、気の作用が低下します。臓腑や器官などを温める温煦（おんく）作用が低下し、一時的に体温が低下します。また、血液などが体外に漏れ出さないように制御する固摂（こせつ）作用も低下するために、排卵が起きます。

治療のつぼ＝三陰交、足三里、太衝

【排卵後から月経まで（高温期）】

卵胞ホルモンから黄体ホルモン（プロゲステロン）に変化し、体温が上昇します。鍼灸においては胞宮（子宮）内の気血が充実した状態となります。受精卵が着床して成長します。陽気が過剰となり気滞が生じるため、ストレスにも注意が必要です。また全身の血も不足します。

治療のつぼ＝三陰交、足三里

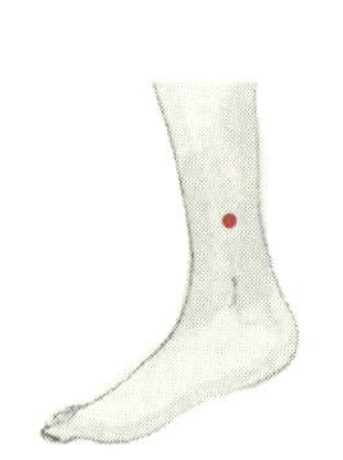

【三陰交（さんいんこう）】内くるぶしの中央から、すねに沿って膝のほうへ指4本分上がった骨の内側の際

【足三里（あしさんり）】膝下のすねの上にある突起した骨の下縁から、外側に指2本分のところ

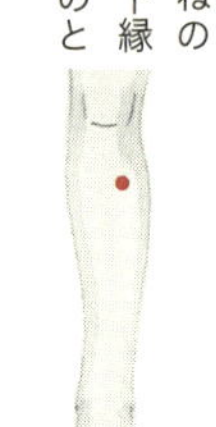

【太衝（たいしょう）】足の甲側の親指と人さし指のつけねから、足首の方向へ指で押し上げて止まるところ

【血海（けっかい）】膝を伸ばしたときにお皿の内側やや上にできるくぼみから、太ももに指3本分向かったところ

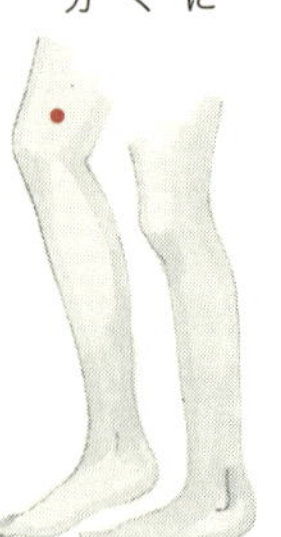

【月経期】

不要となった子宮内膜を外に排出する時期です。鍼灸ではこの子宮内膜が残ることを瘀血（おけつ）といいます。

治療のつぼ＝三陰交、血海、合谷

◆男性の不妊

男性に対する不妊治療の場合は、命門というつぼを中心に治療を組み立てます。足腰に力が入らず、重く、だるい場合には命門と関元を。からだが疲れやすい場合には命門と足三里を使います。また、不眠や情緒不安定な場合には命門と神門を使います。

【命門（めいもん）】へその真裏にある背骨のところ

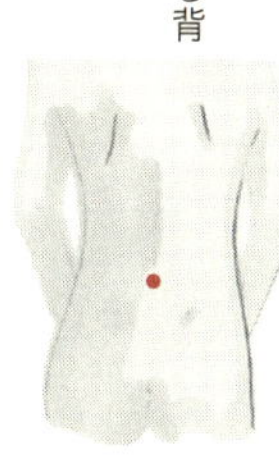

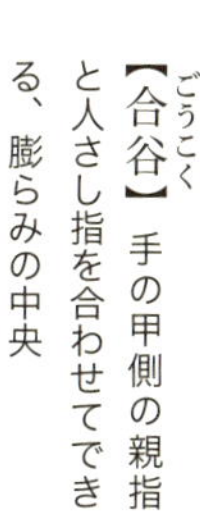

【合谷（ごうこく）】手の甲側の親指と人さし指を合わせてできる、膨らみの中央

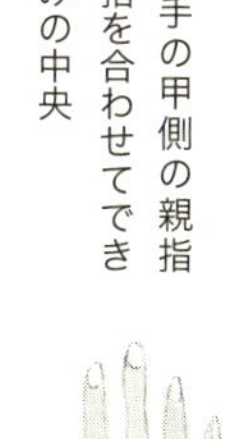

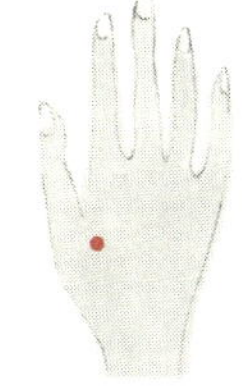

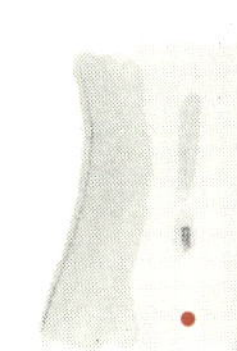

【関元（かんげん）】へそから真下に指4本のところ

【神門（しんもん）】手首の内側にある横じわの小指側の端

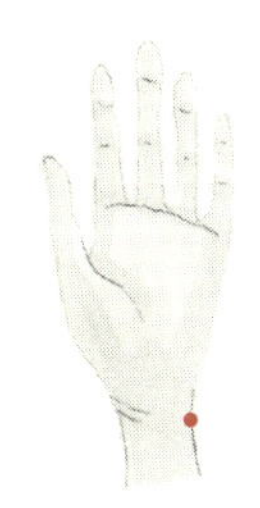

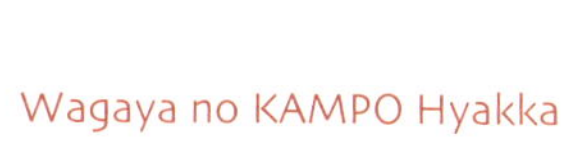

6-5 皮膚トラブルに効くつぼ

◆肌荒れ

【カサカサタイプ（血虚）】

症状：カサカサして粉をふく感じの肌荒れで、角質層がパラパラ落ちるタイプ。肌に潤いがなく突っ張り感がある。風呂上がりにカサカサして痒みや発赤を伴う

治療のつぼ＝三陰交、陰陵泉

【ゴワゴワタイプ（瘀血（おけつ））】

症状：角質が厚く、ゴワゴワした感じの肌荒れ。ひどい部分はシミになる。のぼせたときに肌が乾燥する

治療のつぼ＝血海、膈兪

【三陰交（さんいんこう）】内くるぶしの中央から、すねに沿って膝のほうへ指４本分上がった骨の内側の際

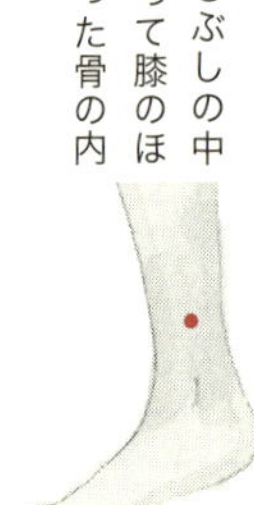

【陰陵泉（いんりょうせん）】向こうずねの内側で、内くるぶしからすねに沿って上がっていくと膝の下で指が止まるところ

【血海（けっかい）】膝を伸ばしたときにお皿の内側やや上にできるくぼみから、太ももに指３本分向かったところ

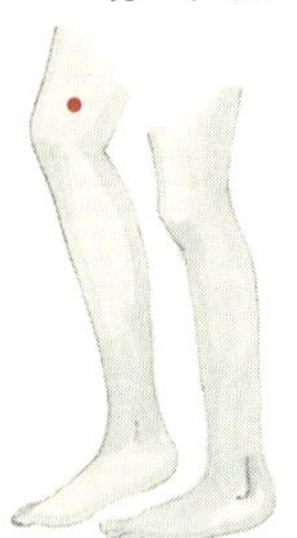

【パサパサタイプ（陰虚）】

症状：肌荒れしているようには見えなくても、手で触るとガサガサで、潤いがなくパサパサした感触がある。黒っぽい肌色をしている

治療のつぼ＝復溜、太衝

◆にきび

【ストレスによるにきび】

症状：大きさはさまざまだが、先端に膿を持つことが多い。こめかみ、頬、顎、胸、背中にできやすく、環境の変化やイライラすることで増える

治療のつぼ＝行間、合谷

【行間（こうかん）】足の甲側の親指と人さし指のつけね

【膈兪（かくゆ）】肩甲骨の下縁を結んだ線上の背骨から、外側に指2本分のところ

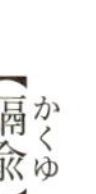

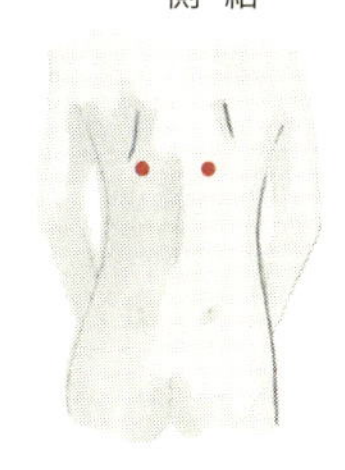

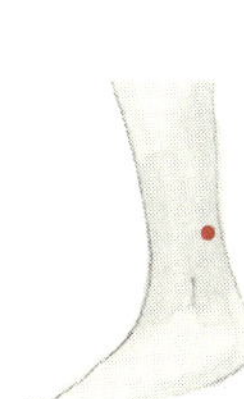

【復溜（ふくりゅう）】内くるぶしのアキレス腱側の端から真上に指3本分のところで、アキレス腱の際

【太衝（たいしょう）】足の甲側の親指と人さし指のつけねから、足首の方向へ指で押し上げて止まるところ

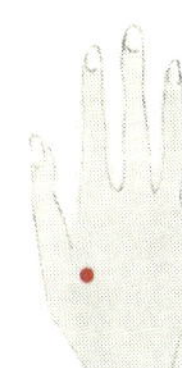

【合谷（ごうこく）】手の甲側の親指と人さし指を合わせてできる、膨らみの中央

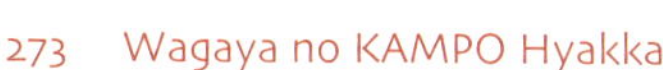

【青春のシンボルのにきび】

症状：赤く熱っぽく、痒みや痛みがあり、膿が出ると治ってまたすぐにできる。眉間、頬、額など、顔のあちこちにできる

治療のつぼ＝合谷、曲池

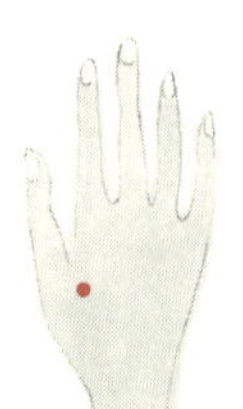

【合谷(ごうこく)】手の甲側の親指と人さし指を合わせてできる、膨らみの中央

【曲池(きょくち)】肘を曲げたときにできる横じわの外端

【元気のないにきび】

症状：にきびの色が薄く、熱感や痒みも少ない。疲れたときや、脂っこいものやチョコレートなどの甘いものを過食したときなどに悪化する

治療のつぼ＝足三里、中脘

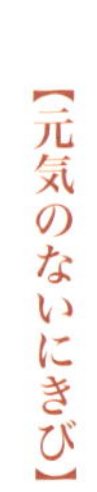

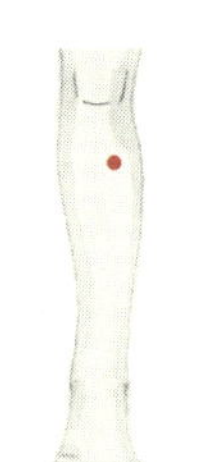

【足三里(あしさんり)】膝下のすねの上にある突起した骨の下縁から、外側に指2本分のところ

【中脘(ちゅうかん)】へそとみぞおちの中間

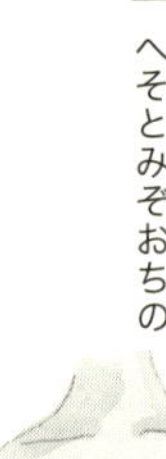

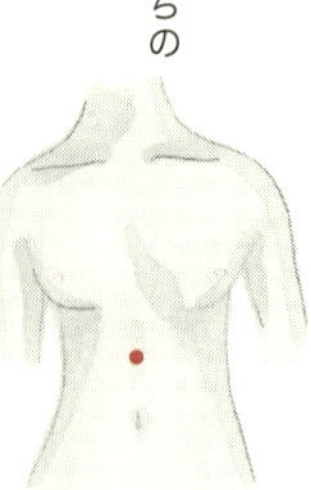

冷やす食べ物、温める食べ物

中国には昔から「医食同源」という言葉があります。漢方でも、食事による養生法である「食養」を重要に考えます。

漢方薬にはからだを温める性質のものと冷やす性質のものがあります。食品にも同様に、からだを温める作用を持つ温性食物と、冷やす作用のある寒性食物があります。すべての食物を温性と寒性に分けることはできませんが、大まかな目安があります。一般的に、温性食物はイモ類など地下部にできる根菜類や冬が旬のもの、北方原産のもの、クルミなど小さくて硬いものなどを目安に考えるとよいでしょう。

一方、寒性食物は緑黄色野菜など地上部にできる葉菜類、夏が旬のもの、スイカやメロンなど南方原産のもの、大きくて水分が多いものなどを目安に考えればよいと思います。葉菜類でも湯通しするなど加熱して口にすれば、からだを温める作用があると考えられます。

からだを冷やす食べ物と温める食べ物

冷やす食べ物	◆地面の上に育つ植物性食品	ナス、キュウリ、トマト、レタス、ホウレンソウなど
	◆果物類	スイカ、バナナ、マンゴー、イチゴ、ナシ、カキなど
	◆動物性食品	動物性脂肪、冷たい牛乳、カニ、クラゲなど
	◆人工的に精製した食品	白米、精白糖、精製漂白小麦粉、化学調味料、合成酢など
	◆嗜好品	酒、たばこ、香辛料など
温める食べ物	◆地面の下に育つ植物性食品	根菜類、イモ類、ネギ・ニラ類、生姜、レンコンなど
	◆海藻類	ワカメ、コンブ、ノリなど
	◆豆類、種実類	ダイズ、アズキ、エンドウ豆、ソラ豆、ゴマ、ラッカセイなど
	◆果物類	ウメ、ナツメ、リンゴなど
	◆キノコ類	
	◆干したもの	干し魚、干し肉、干しキノコ、ドライフルーツなど
	◆動物性食品	牛肉、鶏肉、豚肉、魚肉
	◆発酵食品、調味料	酒かす、こうじ、みそ、しょうゆ、酢、チーズ、ヨーグルト、ゴマ油、納豆、紅茶など
	◆漬物類	梅干し、みそ漬けなど
	◆精製していない食品	玄米、アワ、ヒエ、天然塩、精製していない砂糖など
	◆加熱調理した食品	

『冷えと冷え症』(高木嘉子)より引用、改変

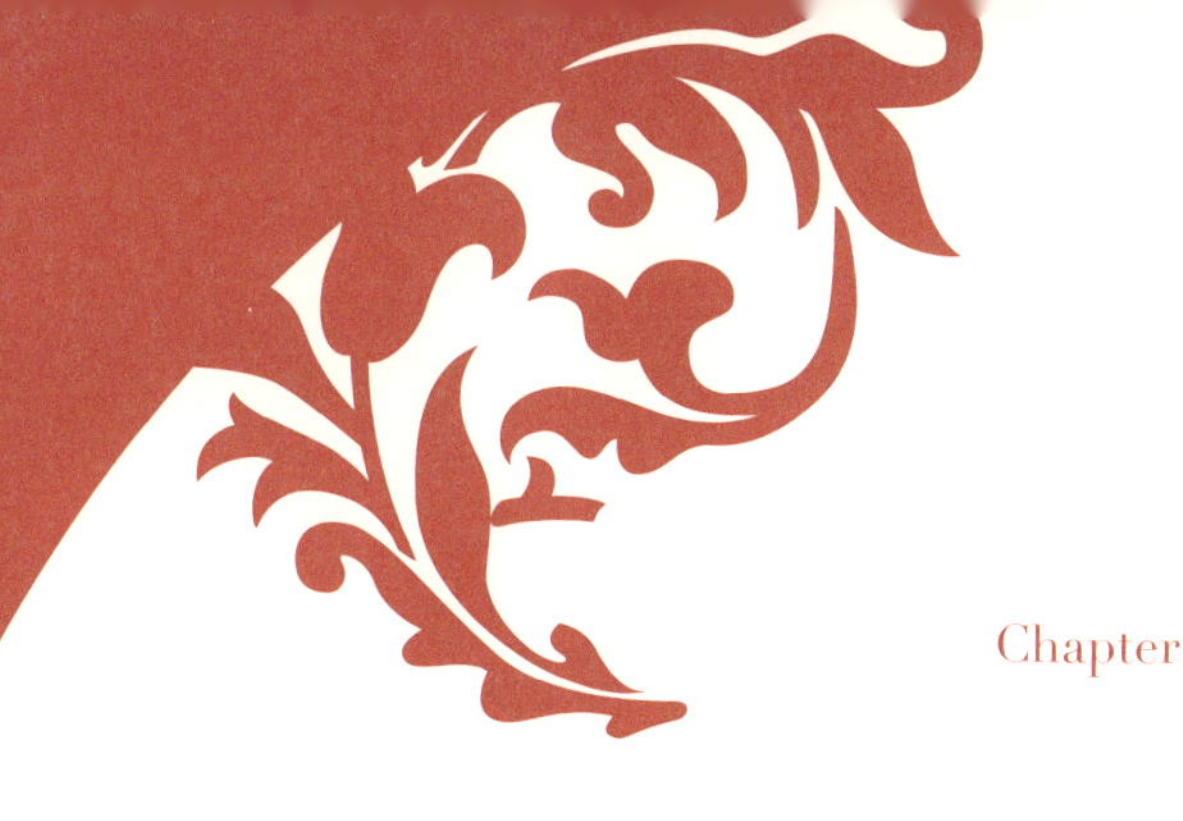

Chapter 7

痛みを和らげる

「痛み」は誰もがなるべく避けたいものですが、実は大切な役割があるのです。私たちは、痛みを感じることでからだの異常や異変に気づきます。意識を失った重篤な患者さんの状態を調べるときにも、呼吸や脈拍、体温、血圧などに加え、痛み刺激への反応をみます。痛みは、私たちの命とからだを守る大事な感覚なのです。

とはいえ、原因がわからない痛みや長く続く痛みは、こころにもからだにも大きなストレスになり、それが原因でさらにつらい症状が長引くこともあります。漢方治療は、このように慢性化した痛みの改善にも効果を発揮します。

気(き)・血(けつ)・水(すい)、寒(かん)・熱(ねつ)がポイント

痛みの原因は、大きく3つに分けられます。切り傷や打撲といった刺激や炎症によるもの、物理的に神経が切断されたり圧迫されたりして起こるもの、そして、人間関係のストレスなど心理的な要因によって生じるものです。

それぞれの痛みには急性のものと慢性のものとがあります。切り傷、やけど、打撲などの刺激や炎症による急性の痛みは、原因となるけがや病気を治療すれば原則的に治まります。一方、慢性の痛みは数週間から数カ月以上にわたって続きます。

痛みが慢性化してしまう原因は、急性の痛みが生じたときに適切な治療をせずに放置したり、先に説明した3つの痛みの原因が複雑に絡まり合ってい

る場合などが考えられます。慢性の痛みはこころにも影響を与え、ストレスのもととなって睡眠障害や食欲減退、情緒不安定、絶望感などを伴うことも珍しくありません。

痛みが慢性化するメカニズムを西洋医学的にみてみましょう。痛みは、活動しているときや緊張しているときなどに働く交感神経と運動神経を活発化させ、血管の収縮や筋肉の緊張を生じさせます。この状態が長引くと血管や筋肉の緊張状態が続き、それがストレスとなって血行を悪化させ、さらなる痛みを引き起こします。この悪循環が慢性の痛みとなります。

漢方薬は急性の痛みにも慢性の痛みにも用いますが、より治療効果を発揮できるのは、こうした慢性の痛みです。生薬の中には直接的に鎮痛効果を持つものもありますが、痛みに対する漢方治療の特徴として、痛みを抑え込んで消すのではなく、痛みを生じている原因、たとえば局所の浮腫やうっ血を取り除くことで痛みを軽くしようと考えます。そのため、西洋医学ではなかなかよくならない腰痛や関節痛、頭痛などに漢方薬を用いると、鎮痛薬の使用が減るだけでなく、全身状態が改善することもよくあります。

1 腰痛、関節痛を和らげる

漢方では、痛みの症状をみたときに対症療法として局所に注目するのか、根本治療として全身のバランスに注目するのかを考えます。

局所に注目するということは、カメラでいえば接写のようなものです。どこが痛むのか、どのように痛むのか、ほかに付随する症状はないか、どのようなときに痛みが起こり（増悪因子）、どうすると楽になるのか（改善因子）、さらに胃腸虚弱はないかといったことを重視します。

一方、慢性的な痛みでは全身に注目することもあります。これは望遠レンズで遠くから全体の歪みを捉えようとするものです。

関節の痛みも全身に注目する

漢方では、慢性的な痛みを治療する際に、痛みが温めると楽になるのか（寒証）、冷やすと楽になるのか（熱証）ということだけでなく、からだを維持する重要な構成要素である気・血・水の状態や胃腸の強さなど、痛みとは直接関係していないようなからだの状態にも着目します。ときには、それらのアンバランスを正して、痛みの感じやすさ（疼痛閾値）を引き上げることで、痛みに過敏になったからだを正常に戻し、附子などを用いて鎮痛を考えます。

◆増悪因子と改善因子

【温度】
冷気や寒さで痛みが悪化する、入浴や保温で痛みが楽になる
↓寒証（かんしょう）（冷えた状態）
温めるとかえって痛みが強くなる、冷やすと楽になる
↓熱証（ねっしょう）（熱のある状態）

【湿気】
雨の前日に増悪する頭痛、梅雨どきに憎悪する痛み
↓水毒（すいどく）（水分代謝異常）

【月経】
頭痛や関節痛など月経周期に一致して増悪する諸症状
↓瘀血（おけつ）（月経に関連した症状）

◆痛みに関与する漢方的因子

【水毒】

病態＝水分代謝異常（むくみ、口渇、尿量減少、発汗異常、めまい、雨の前日に憎悪する頭痛など）。

症候＝関節周囲の浮腫、手指のこわばり感など。

特徴＝湿気や気圧低下（台風や低気圧の接近）で増悪。

治療＝**蒼朮**（そうじゅつ）、**附子**（ぶし）などを含む処方（**五苓散**（ごれいさん）、**桂枝加朮附湯**（けいしかじゅつぶとう）、**越婢加朮湯**（えっぴかじゅつとう）など）。

【寒証】

病態＝生体の新陳代謝や諸機能が低下し、物質を代謝して熱を細胞から放出する「熱産生」が低下した状態。

症候＝寒がり、手足の冷え、悪感、顔色不良、温水を好む、尿が薄くて量が多いなど。

特徴＝温めると改善し、寒冷暴露（冬季、冷房、冷水など）で増悪する。慢性の経過をたどるものに多い。

治療＝当帰、附子などを含む処方（当帰芍薬散、桂枝加朮附湯など）。

【熱証】

病態＝生体の新陳代謝が亢進し、熱産生が盛んな状態。

症候＝暑がり、患部の発熱や発赤、顔面紅潮、口渇、冷水を好む、尿が濃くて量が少ないなど。

特徴＝冷やすと改善する、急性の関節痛で多い。

治療＝石膏、黄連などを含む処方（越婢加朮湯、白虎加人参湯、黄連解毒湯など）。

【瘀血】

病態＝漢方でいう血のめぐりが悪くなった状態。

症候＝月経痛、月経不順、月経前症候群など月経に関連した症状、打撲、外傷、痔、患部のうっ血、皮下や関節腔内の出血など。

特徴＝月経周期に一致して症状が増悪する。

治療＝当帰、川芎、桃仁、牡丹皮などを含む処方（当帰芍薬散、桂枝茯苓丸など）。

◆痛みによく用いる「附子」

痛みや冷えが強い人、腰痛が冷えによって増悪する人は附子を併用するとさらに効果的です。

附子はキンポウゲ科の植物、トリカブトの根っこです。トリカブトはアコニチンという猛毒を含むことで知られていますが、現在使われている附子はこのアコニチンを加水分解して取り除いたもので、無毒化してあるので通常の用い方をしている限り心配ありません。

附子には新陳代謝を盛んにして身体を温め、痛みやむくみを取り除く作用があります。新陳代謝が低下した状態（陰証）に用いる代表的な生薬です。

◆ケース1　梅雨どきに関節が痛み、手足がこわばる

54歳の女性、Uさんは絵手紙が趣味の主婦。四季を通してスケッチを兼ねた散策を楽しんでいますが、毎年、梅雨から夏の時期にかけて、関節の痛みや手のこわばりが出てくるのが悩みです。

亡くなった伯母がリウマチを患っていたことを思い出し、もしや自分もリウマチや膠原病ではないかと近くのクリニックで検査を受けたとのこと。幸い西洋医学的な検査では異常がなかったことから、漢方で痛みやこわばりを改善したいと、梅雨入りを控えて来院しました。聞くと、特に朝起きたときに手足のむくみやこわばりを強く感じたり、膝がこわばって立ったり座ったりの動作がつらいといいます。

私は、Uさんの関節痛が梅雨の湿度が高いときに悪化し、また手足のむくみやこわばりを伴うことから、水分代謝に異常がある水毒(すいどく)の症状と診断。Uさんが細身で「日ごろから少しでも食べすぎるとおなかをこわす」ということから、胃腸が虚弱な人の冷えとむくみを伴う関節痛を改善する

桂枝加朮附湯（けいしかじゅつぶとう）を処方しました。

2週間後に再診に訪れたUさんに様子を聞いてみると、関節痛はだいぶ改善したものの、まだ手足のこわばりが残っているといいます。4週間後にも症状がとり切れなかったため、桂枝加朮附湯に加え、手足の血流を改善する当帰芍薬散（とうきしゃくやくさん）を併用することにしました。

さらに2週間経って来院したUさんは、見るからに元気そうで、「このごろは朝起きるのが楽しみなほど、こわばりも痛みもありません」と報告してくれました。「梅雨どきはアジサイがきれいだから、今度の日曜日には主人と一緒に鎌倉まで足を延ばそうと思います」と笑顔で話してくれました。


手足の関節の痛みは中高年によくみられる症状で、厚生労働省の調査によれば、65歳以上の女性の6人に1人、男性の10人に1人がこの症状を訴えています（厚生労働省、平成22年国民生活基礎調査）。

関節痛の原因には、関節リウマチや痛風、膠原病などの疾病による炎症や、打撲や捻挫など外傷によるもの、また、関節を酷使することで生じるスポーツ疾患や骨粗しょう症、骨腫瘍、先天性のものや心因性のものなどがあります。しかし、多くは老化が原因で、関節軟骨の摩耗や損傷、病的な増殖を繰り返すことで関節の変形と痛みを生じるのです。

病態や症状に応じて治療をいくつか併用することもありますが、いずれにしてもしっかりと診断をつけておくことが大切です。

膠原病や関節リウマチなどの関節痛をきたす病気がもとにあれば、それに対してステロイド薬や抗リウマチ薬などの西洋薬で対処しますが、Uさんのようにそうした原因がない場合、関節痛という自覚症状を緩和する目的で漢方薬を用います。痛みには消炎鎮痛薬も有効ですが、慢性疼痛であれば、関節を温めたり、テーピングなどで関節をサポートしたり、太りすぎで膝関節が痛む場合には減量するなどの治療も効果的です。

関節痛の多くは湿度の高い梅雨どきや天気が悪い日に、また冬の寒さや夏の冷房で症状が悪化し、手足のむくみを生じたり膝や足首に水がたまったりします。ですから、漢方では関節痛の主な原因は湿気と冷えだと考えます。

治療は鎮痛解熱作用を持つ**麻黄**（まおう）、体内の水分代謝を改善する**蒼朮**（そうじゅつ）や**茯苓**（ぶくりょう）、からだを温めて痛みを緩和する**附子**（ぶし）などの生薬をよく用います。

桂枝加朮附湯（けいしかじゅつぶとう）は、Uさんのように胃腸虚弱な人の冷えとむくみを伴う関節痛に用います。あまり効果が上がらなければ、**附子末**（ぶしまつ）や、手足の血流を改善する**当帰芍薬散**（とうきしゃくやくさん）を併用します。胃腸が丈夫で体力がある人には麻黄を含む**麻杏薏甘湯**（まきょうよくかんとう）や**薏苡仁湯**（よくいにんとう）が有効です。関節が腫れて熱を持っていれば**越婢加朮湯**（えっぴかじゅつとう）、主に加齢からくる変形性膝関節症には**防已黄耆湯**（ぼういおうぎとう）、痩せて体力を消耗した人には**大防風湯**（だいぼうふうとう）なども使い分けます。

漢方は証、すなわちパターンで認識して処方を決めます。たとえば中高年になって急に太ってしまった女性は、「水太り」「汗かき」「色白」などの特徴があることが多く、このような水毒パターンの人は今現在、痛みがなくても、そのうち膝関節が痛くなることが予測されます。**防已黄耆湯**を用いると同時に適度の運動と食事療法を行うなど、日常生活を節制することで、水太りのからだが締まって汗かきも改善することが期待できます。

胃腸虚弱かどうかでも処方が変わる

痛みに対する処方には、その人の体質も考慮します。その第一のポイントは、実証なのか虚証なのかを見極めることです。

わかりやすく説明すると、実証の人は胃腸が丈夫でよく食べるし、しかも早食いの傾向があります。俗に「食いだめがきく」という人はこのタイプです。一方、虚証の人は胃腸が弱く、食が細くて胃下垂の傾向があり、食後の眠気などがあるタイプ。胃腸が虚弱な人は、ほぼ虚証と判断できるのです。

実証の人には**麻黄**を含む処方がよく効きますが、虚証の人に**麻黄**を処方すると胃がもたれたり、おなかが痛んだりするなど逆効果になりますから、体質の判断は重要です。

◆実証の人と虚証の人の処方

【実証】
体力充実型で胃腸が丈夫（過食できる、早食い、食いだめがきくなど）
→麻黄を含む処方（越婢加朮湯、葛根湯、薏苡仁湯など）

【虚証】
虚弱体質型で胃腸が虚弱（食が細い、胃下垂、食後の眠気など）
→麻黄を含まない処方（八味地黄丸、疎経活血湯、桂枝加朮附湯など）

腰痛、関節痛に効く漢方薬

腰や関節の痛みには、その人の体質である証と特徴的な症状に応じて効果のある漢方薬を用います。

◆腰痛・坐骨神経痛

① 夜間頻尿、腰から下の衰え、下肢冷え、下肢むくみ、下肢痛、尿が出にくい　→**八味地黄丸**

② ①の場合で**八味地黄丸**が効かず、下肢むくみ、下肢しびれがある　→**牛車腎気丸**

③ 月経と関連したもの、外傷や打撲が原因、下腹部圧痛　→**桂枝茯苓丸**

④ 夜間に悪化、明け方に腰痛で目覚め、飲酒で悪化　→**疎経活血湯**

⑤ 虚弱体質、冷え症、冷えると痛みが悪化　→**桂枝加朮附湯**

⑥ ぎっくり腰　→**芍薬甘草湯**（長引く腰痛や冷えがあるものには**附子**を加える）

⑦ 痩せて筋肉発達不良、食欲低下、胃もたれ　→**六君子湯**（長期的に用いるとよいことがある）

◆関節痛・筋肉痛

【膝関節痛】

①水太り、多汗、色白、中年女性、下肢浮腫（若年時は痩せていた）
→防已黄耆湯（ぼういおうぎとう）

②胃腸が丈夫、口渇、下腿浮腫、局所に熱感　→越婢加朮湯（えっぴかじゅつとう）

【関節痛一般、筋肉痛】

①炎症の急性期、関節や筋肉が腫れて熱感や疼痛が強い　→越婢加朮湯

②炎症がやや長引いた時期　→麻杏薏甘湯（まきょうよくかんとう）

③長引く関節痛、冷えで増悪、手指のこわばり　→桂枝加朮附湯

④後頚部のこりと痛み、むち打ち症　→葛根湯（かっこんとう）

⑤体力低下、胃腸虚弱、足腰冷え、鶴膝風（かくしつふう）（関節のみ腫脹して筋肉は萎縮）
→大防風湯（だいぼうふうとう）

⑥こむらがえり、急性期の筋肉痛や腰痛　→芍薬甘草湯

⑦五十肩（肩関節周囲炎）→二朮湯（にじゅつとう）

2 頭痛を治す

日本人の頭痛に関して大規模な調査が実施されたことがあります（五十嵐久佳・酒井文彦「緊張型頭痛の疫学調査」、対象約4万人、1997年）。それによると日本人の8・4パーセントが頭痛に悩まされており、日本の人口を約1億3000万人とすると1000万人以上の人が頭痛持ちとの結果に。まさに頭痛は日本人の国民病だといえるでしょう。

さらに興味深いことに、この調査によると女性の頭痛持ちは男性の3・6倍にものぼることがわかりました。

タイプと状態把握で薬を選択

頭痛の原因はさまざまですが、西洋医学的な検査でこれといった病気が見つからないのに繰り返し起こる慢性の頭痛を一次性頭痛、病気が原因で起こる頭痛を二次性頭痛といいます。二次性頭痛の原因として代表的なものが、くも膜下出血や脳腫瘍です。これらは、緊急に西洋医学的な治療が必要です。

一方、一次性頭痛は、緊張型頭痛、片頭痛、群発頭痛の3タイプに分けられます。全体的な傾向として男性よりも女性のほうが頭痛に悩む人は多く、群発頭痛は男性に多くみられますが、緊張型頭痛の6割、片頭痛の8割は女性といわれています。このうち特にストレスで起こりやすいのは緊張型頭痛ですが、片頭痛と緊張型頭痛の両方を併せ持っている「混合タイプ」の頭痛の人もいます。

【片頭痛】

頭の片側が痛むことが多い。ズキンズキンと脈を打つような強い痛みが特徴で、吐き気や嘔吐のほか、光や音、匂いに過敏になる、動くと痛みが悪化するなどの症状が伴う。週2回～月1回程度起こり、痛みは4時間から長いと3日間も続くことがある。

【緊張型頭痛】

頭を締めつけられるような痛み、重苦しい鈍痛が特徴。猫背などで姿勢が悪い人や長時間のパソコン操作などで起こりやすい。後頭部のこりやふわふわしためまいを伴うことがある。からだを動かすと痛みが少し軽くなる。痛みは30分から7日間ほど続く。

【群発頭痛】

目の奥がえぐられるような耐えがたい激痛で、必ず頭の片側が痛む。目の充血や流涙、鼻水などを伴うことがある。痛みのためにじっとしていられず、動くと痛みが紛れる。1～2カ月の間に集中してほぼ毎日痛みが起こり、痛みは15分から3時間程度続く。

これらは西洋医学の分類法ですが、漢方薬の処方を絞り込む際にも役立ちます。漢方の場合はさらに、その人が胃腸虚弱かどうかといった体質の判断や、どのようなときに痛くなるかという頭痛の特徴的なパターンを総合的に考えて処方を決めます。

「どんなときに頭痛がするか」が大切

どの漢方薬が有効か、それを判断する有効な手がかりは「どんなときに頭痛がするか」「頭痛以外にどのような症状を伴うか」「頭痛の性質や分布はどうか」という点です。

このうち頭痛の増悪因子を見つけることは、治療方針を決めるうえで特に重要です。たとえば雨の日の前日に起こる頭痛は、水分代謝の異常である水毒(すいどく)

が原因。代表的な処方は五苓散（ごれいさん）ですが、胃腸が弱ければ半夏白朮天麻湯（はんげびゃくじゅつてんまとう）を処方します。また、女性の場合で月経周期に関連して起こる頭痛は、血の流れが滞った瘀血（おけつ）が原因なので、瘀血を改善する桂枝茯苓丸（けいしぶくりょうがん）や当帰芍薬散（とうきしゃくやくさん）が有効です。

また、随伴症状として頭痛に吐き気、あるいはのぼせを伴うか、痛みの性質として締めつけられるように痛むのか、ガンガン痛むのか、分布として頭のどこが痛むのかなども、適切な漢方薬を選ぶのに重要な情報となります。

◆ケース2　月経前にひどい頭痛が起こる

Cさんは33歳のOLです。学生時代からいきなり襲われる頭痛に悩まされてきました。突発的な頭痛は、ほぼ1カ月に1度。心配する母親に連れられて大学病院で頭部CT検査も受けましたが、異常は見あたりませんでした。

頭痛が起こると病院で処方された鎮痛剤を飲んでいましたが、このごろはその薬があまり効きません。「このままでは、どんどん強い鎮痛剤を飲み続けていかなければならないのかと思うと不安でたまりません」と来院しました。

ほぼ1カ月に1度の頭痛は、よく聞いてみると月経前に起こることが多く、約1日続くそうです。興味深いことに、前触れのように肩こりが起こり、やがて後頸部のこりまで広がって、頭痛とともに目の奥の痛みや吐き気もあるといいます。診察すると、特に足が冷えていることがわかりました。

女性の場合、瘀血が原因で月経周期に関連して起こる頭痛には、桂枝茯苓丸や当帰芍薬散を処方します。しかし、私はCさんの目の奥の痛みや吐き気にも着目し、この頭痛は呉茱萸湯(ごしゅゆとう)が処方できる典型的な症状だと診断。呉茱萸湯を飲んでもらい、様子をみることにしました。

するとこの診察後、月経前に軽い頭痛を感じたものの、受診前のようなひどい頭痛にはならなかったといいます。さらに飲み続けてもらったところ、頭痛はほぼなくなり、気づいてみるとひどかった月経痛や便秘など、頭痛以外の症状も改善したと明るい表情で話してくれました。

このように、西洋医学で原因が特定できない頭痛や、西洋医学の治療で思うように改善しない頭痛が漢方薬で治ることはよくあります。Cさんのように、漢方薬を飲むことで頭痛以外の症状が改善することも珍しくありません。

ただし、明らかな病気が原因で命にかかわる可能性もある頭痛については、西洋医学による治療が優先されます。次のページの表に、目安となる頭痛の症状を挙げておきました。頭痛は命にかかわる病気の一症状である場合もあり、その場合は迅速な対処が求められます。ぜひ知っておいてください。

頭痛に効く漢方薬

頭痛に対する漢方薬は西洋医学における病名に対応して決めることもできますが、頭痛の随伴症状、増悪因子、性質や分布をよく観察することで、適切な処方を選ぶことができます。

◆病名で対応できる頭痛の治療

【片頭痛】

①吐き気、目の奥の痛み、肩から後頚部のこり、足の冷え
→呉茱萸湯(ごしゅゆとう)

②吐き気、目の奥の痛み、口渇、

危険な頭痛の兆候　こんな頭痛はすぐに病院へ！

頭痛の特徴	考えられる病気
過去に経験したことのない突然の強い頭痛	くも膜下出血、髄膜炎
高齢者の初めての頭痛	脳出血
持続進行性の頭痛	髄膜炎、脳腫瘍
手足や口のしびれ、ろれつが回らないなどの随伴症状がある	脳梗塞、脳出血
強い病感がある頭痛(吐き気や嘔吐を伴うことがある)	くも膜下出血、脳出血、緑内障
身体の麻痺や、ものが二重に見えるなど神経症状を伴う頭痛	脳出血
発熱や発疹を伴う頭痛	髄膜炎
首の後ろが硬くなる	くも膜下出血、髄膜炎
未明や早朝からの頭痛	脳腫瘍

尿量減少、浮腫　→五苓散（ごれいさん）

【緊張型頭痛】

①後頚部の縦のこり、胃腸虚弱なし　→葛根湯（かっこんとう）

②首から肩へ横のこり、ストレス性　→柴胡桂枝湯（さいこけいしとう）

◆症状から考える頭痛の治療

【増悪因子】（どんなときに頭痛がするのか）

①雨の日の前日に生じる頭痛　→五苓散、半夏白朮天麻湯（はんげびゃくじゅつてんまとう）

②月経周期に一致して生じる頭痛　→桂枝茯苓丸（けいしぶくりょうがん）、加味逍遥散（かみしょうようさん）、女神散（にょしんさん）、当帰芍薬散（とうきしゃくやくさん）

③冷えで誘発される頭痛　→当帰四逆加呉茱萸生姜湯（とうきしぎゃくかごしゅゆしょうきょうとう）、麻黄附子細辛湯（まおうぶしさいしんとう）

④二日酔いの頭痛　→五苓散

【随伴症状】（頭痛に伴って起こる症状）

①吐き気　→呉茱萸湯（ごしゅゆとう）、五苓散

②肩こり　→葛根湯（後頚部）、柴胡桂枝湯

③のぼせ、イライラ感　→黄連解毒湯（おうれんげどくとう）、苓桂朮甘湯（りょうけいじゅつかんとう）、女神散

④めまい　→苓桂朮甘湯、半夏白朮天麻湯

⑤からだの冷え　→当帰四逆加呉茱萸生姜湯

⑥副鼻腔炎　→葛根湯、葛根湯加川芎辛夷（かっこんとうかせんきゅうしんい）

【性質】

①こったように痛む（緊張型頭痛）→葛根湯

②きつめのヘルメットをかぶったような圧迫感　→五苓散

③夜間から早朝にかけて生じる頭痛　→釣藤散（ちょうとうさん）

【分布】

①後頚部から後頭部　→葛根湯、桂枝加葛根湯（けいしかかっこんとう）

②頭皮（三叉神経痛）→麻黄附子細辛湯

7-1 腰痛、関節痛に効くつぼ

◆原因別のつぼ

【天気に左右される腰痛】

症状：寒いときや雨のときに腰痛が起きたり増悪したりする。痛みは腰にとどまらず、ももや膝にまで移動する。かぜの症状を伴うことがある

腰痛の治療のつぼ＝腎兪、関元、大椎

膝関節痛の治療のつぼ＝髎々、委中、陰陵泉

【腎兪（じんゆ）】腰のくびれ（ウエスト）の高さの背骨から、外側に指2本分のところ

【関元（かんげん）】へそから真下に指4本のところ

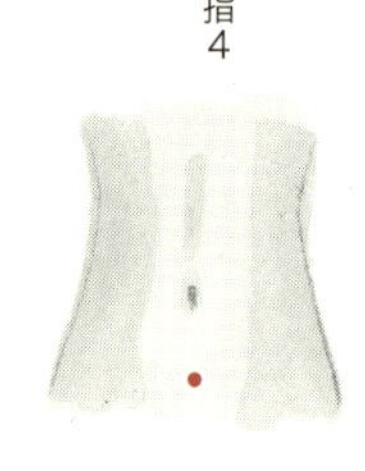

【大椎（だいつい）】頭を前に倒すと出っ張る、骨のすぐ下

【髎々（りょうりょう）】膝の内側で、血海（307ページ参照）と陰陵泉（305ページ参照）を結んだ中央

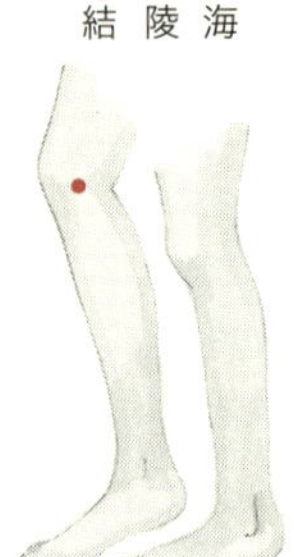

【精神的ストレスが誘因となる腰痛】

症状：精神的ストレスで悪化しやすく、腰が張って背中や脇腹まで痛む。怒りっぽく、ため息や憂うつ感がある。下痢や便秘を繰り返す。女性では月経が不定期のことが多い

腰痛の治療のつぼ＝腎兪、関元、太衝

膝痛の治療のつぼ＝髎々、委中、陽陵泉

【太衝（たいしょう）】足の甲側の親指と人さし指のつけねから、足首の方向へ指で押し上げて止まるところ

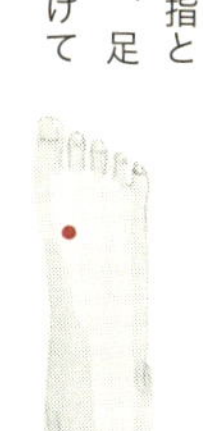

【陽陵泉（ようりょうせん）】膝下の外側のやや下にある大きな骨のすぐ下

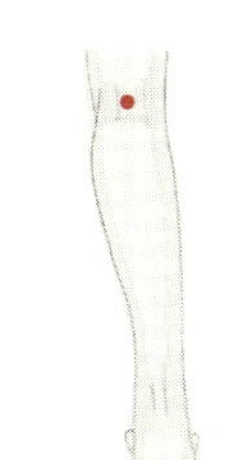

【委中（いちゅう）】膝関節の裏側、軽く膝を曲げたときにできる横じわの中央

【陰陵泉（いんりょうせん）】向こうずねの内側で、内くるぶしからすねに沿って上がっていくと膝の下で指が止まるところ

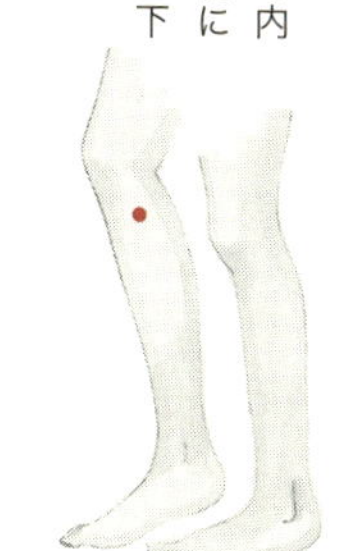

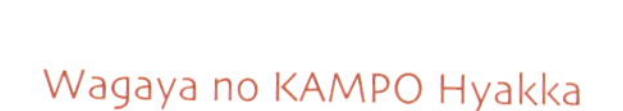

【疲れると起こる腰痛】

症状：重だるく疲労感のある痛み、同じ姿勢や立ち仕事、長時間の歩行で痛む。疲れやすく倦怠感がある。食欲がない。かぜをひきやすい

腰痛の治療のつぼ＝腎兪、関元、足三里

膝痛の治療のつぼ＝髎々、委中、足三里

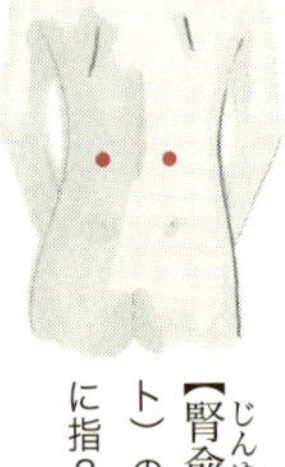

【腎兪（じんゆ）】腰のくびれ（ウエスト）の高さの背骨から、外側に指2本分のところ

【関元（かんげん）】へそから真下に指4本のところ

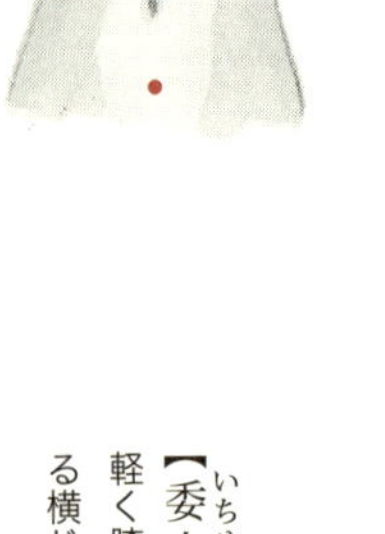

【足三里（あしさんり）】膝下のすねの上にある突起した骨の下縁から、外側に指2本分のところ

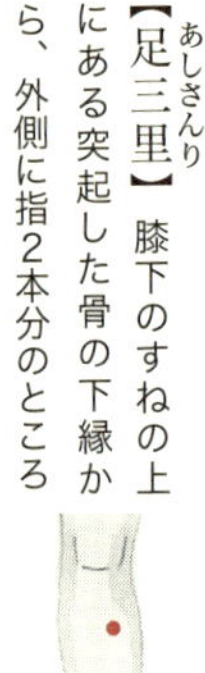

【髎々（りょうりょう）】膝の内側で、血海（307ページ参照）と陰陵泉（305ページ参照）を結んだ中央

【委中（いちゅう）】膝関節の裏側、軽く膝を曲げたときにできる横じわの中央

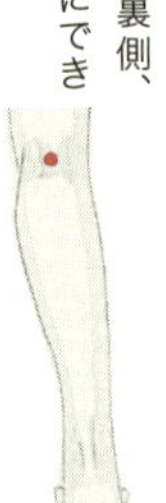

【加齢により生じる腰痛】

症状：腰がだるく、シクシクと痛む。脱力感が強く、疲労で繰り返す。休むと楽になる。足腰の冷えや、ほてりがある。夜間頻尿

腰痛の治療のつぼ＝腎兪、関元、太溪

膝痛の治療のつぼ＝髎々、委中、陰谷

【突然起こる腰痛（外傷後など）】

症状：刺すような痛みで動けない。伸ばせない。触ったり、押したりされるのがいやだ。動作をきっかけで起こる。運動不足や打撲で起こる。繰り返すことが多い

腰痛の治療のつぼ＝腎兪、関元、三陰交

膝痛の治療のつぼ＝髎々、委中、血海

【太溪（たいけい）】足の内くるぶしとアキレス腱との間で、脈の触れるところ

【陰谷（いんこく）】膝を曲げてできる膝関節の内側のしわの端

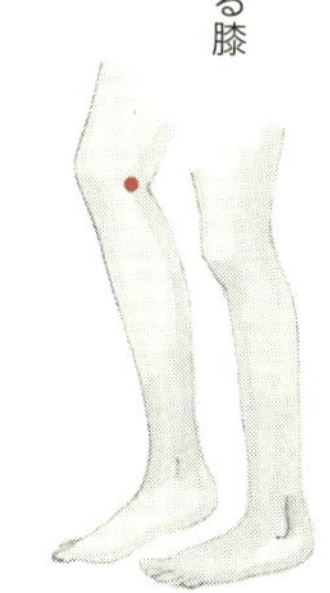

【三陰交（さんいんこう）】内くるぶしの中央から、すねに沿って膝のほうへ指4本分上がった骨の内側の際

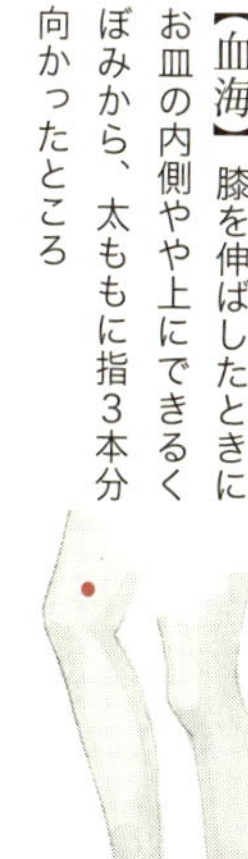

【血海（けっかい）】膝を伸ばしたときにお皿の内側やや上にできるくぼみから、太ももに指3本分向かったところ

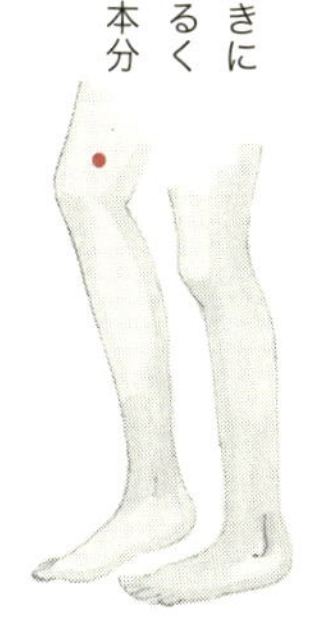

◆関節が痛んだとき

関節（肩・肘・手首・膝・足首）が痛んだときは、その原因別のつぼに簡易灸や磁気治療器を貼ってください。原則として冷えによる痛みには簡易灸が有効です。赤く腫れていて熱を持っている痛みの場合は、安静にして冷やした後に磁気治療器などを用いてください。関節ごとに治療に用いるつぼは左記のとおりです。

肩関節周囲＝肩髃、肩髎、臂臑
肘関節周囲＝曲池、手三里、少海
手関節周囲＝陽溪、陽池、陽谷
足関節周囲＝解溪、丘墟

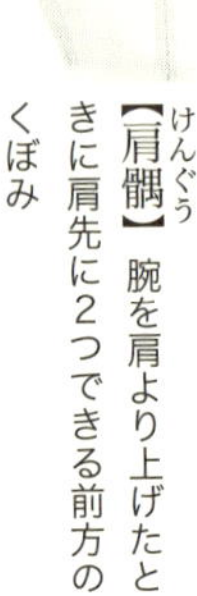

【肩髃（けんぐう）】腕を肩より上げたときに肩先に2つできる前方のくぼみ

【肩髎（けんりょう）】腕を肩より上げたときに肩先に2つできる後方のくぼみ

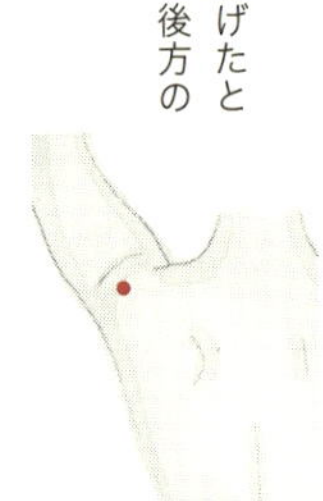

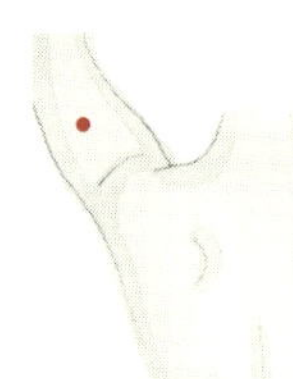

【臂臑（ひじゅ）】腕を肩より上げたときに肩先にできるくぼみから、肘に向かって指4本分のところ

【曲池（きょくち）】肘を曲げたときにできる横じわの外端

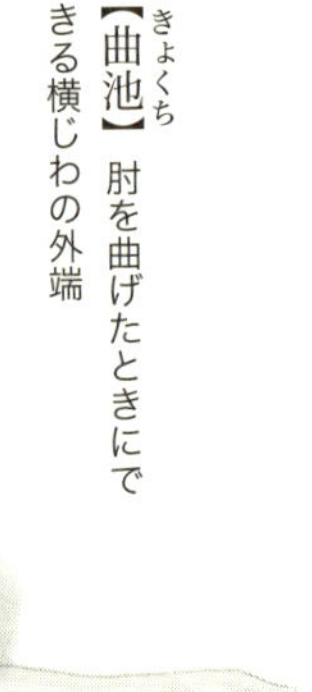

【手三里（てさんり）】肘を曲げたときにできる横じわの外側から、手首に向かって指3本分のところ

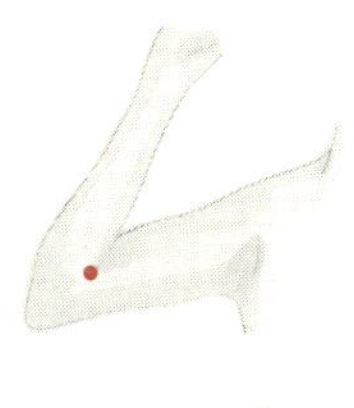

【少海（しょうかい）】肘を曲げたときできる横じわの内側

【陽渓（ようけい）】手首の甲側にある横じわの親指側の端で、腱と腱の間

【陽池（ようち）】手首の甲側にある横じわの中央

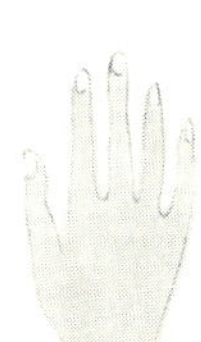

【陽谷（ようこく）】手首の甲側にある小指側の突起（尺骨茎状突起）の下にある凹部

【解渓（かいけい）】足首と向こうずねが交わるところ

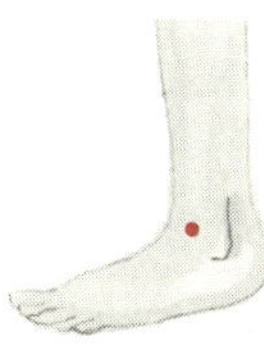

【丘墟（きゅうきょ）】外くるぶしの前下方で陥凹部

7-2 頭痛やめまいに効くつぼ

◆頭痛

【かぜによる頭痛】

症状：くしゃみ・鼻水・悪寒・肩こりなど

治療のつぼ＝大椎、風池

【ストレスによる頭痛】

症状：頭の皮膚が引っ張られる痛み、イライラや緊張すると起こったり増悪したりする、気分的には憂うつになりやすい傾向がある

治療のつぼ＝太衝、百会

【大椎（だいつい）】頭を前に倒すと出っ張る、骨のすぐ下

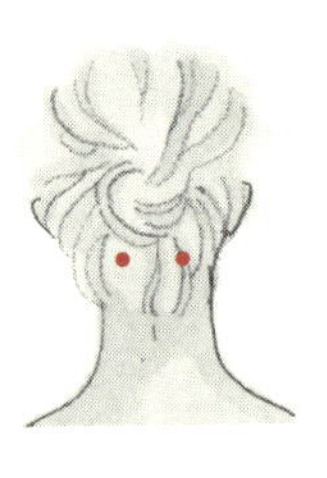

【風池（ふうち）】後頭部中央のくぼみから、指2本分外側にあるくぼみ

【太衝（たいしょう）】足の甲側の親指と人さし指のつけねから、足首の方向へ指で押し上げて止まるところ

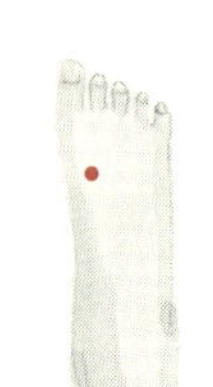

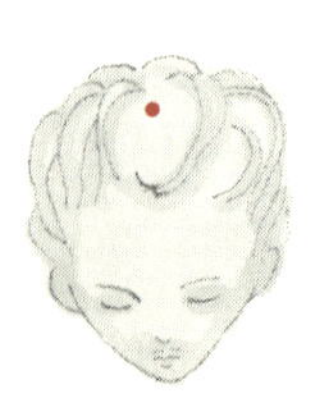

【百会（ひゃくえ）】両方の耳を結んだ線と、顔の中心から頭のてっぺんに向けた線が、頭の頂上で交わるところ

【疲れによる頭痛】

症状：疲れるとシクシクした痛みが出る、午後から夕方にかけて症状が強くなる、食欲が低下し不眠や息切れもある

治療のつぼ＝足三里、三陰交、百会

【天候が悪いと起こる頭痛】

症状：重く痛む、雨の日や梅雨の時期は調子が悪い

治療のつぼ＝陰陵泉、足三里、中脘

【冷えによる頭痛】

症状：冷たい物を食べたときに起こるキューとした頭痛

治療のつぼ＝関元、三陰交

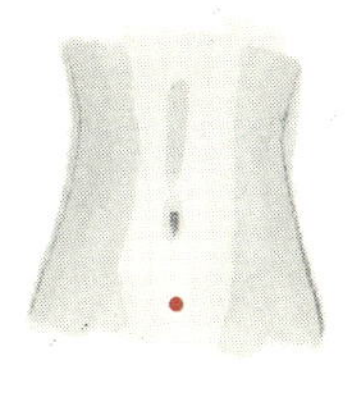

【関元（かんげん）】へそから真下に指4本のところ

【足三里（あしさんり）】膝下のすねの上にある突起した骨の下縁から、外側に指2本分のところ

【三陰交（さんいんこう）】内くるぶしの中央から、すねに沿って膝のほうへ指4本分上がった骨の内側の際

【陰陵泉（いんりょうせん）】向こうずねの内側で、内くるぶしからすねに沿って上がっていくと膝の下で指が止まるところ

【中脘（ちゅうかん）】へそとみぞおちの中間

◆痛む部位別のつぼ

後頭部＝崑崙　**前頭部**＝解渓

側頭部＝陽陵泉　**頭頂部**＝太衝

【崑崙（こんろん）】外くるぶしとアキレス腱との中間

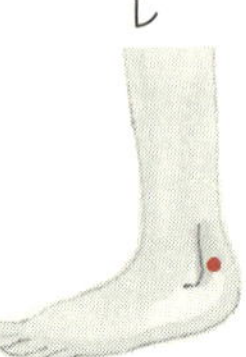

【解渓（かいけい）】足首と向こうずねが交わるところ

【太衝（たいしょう）】足の甲側の親指と人さし指のつけねから、足首の方向へ指で押し上げて止まるところ

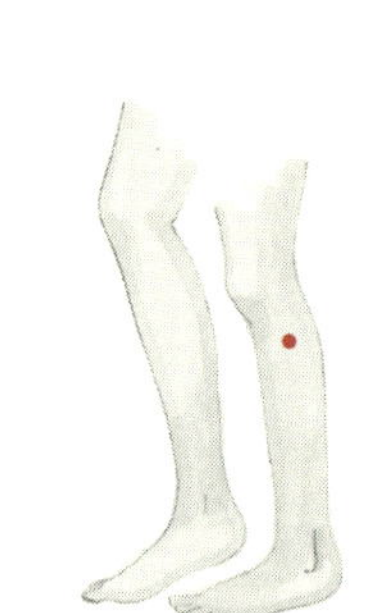

【陽陵泉（ようりょうせん）】膝下の外側のやや下にある大きな骨のすぐ下

【内関（ないかん）】手首の内側にある横じわの中央から、肘に指３本分向かったところ

【百会（ひゃくえ）】両方の耳を結んだ線と、顔の中心から頭のてっぺんに向けた線が、頭の頂上で交わるところ

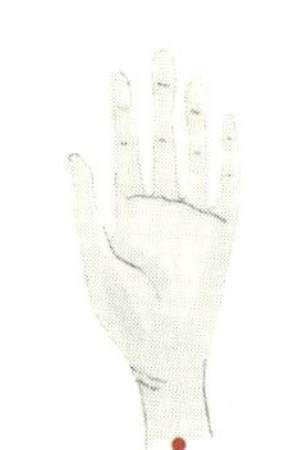

【足三里（あしさんり）】膝下のすねの上にある突起した骨の下縁から、外側に指２本分のところ

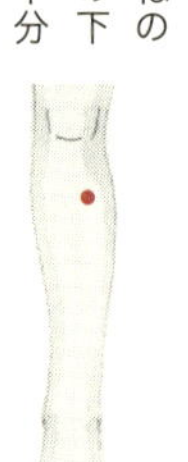

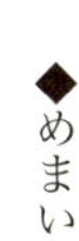

◆めまい

【ストレスによるめまい】

症状：回転性のめまいに耳鳴り（潮騒のような音）を伴う、ときに頭痛も伴うこともある

治療のつぼ＝太衝、内関、百会

【疲れによるめまい】

症状：ふわふわするふらつき感や立ちくらみ、疲労や運動などで増悪する

治療のつぼ＝足三里、三陰交、百会

【天候が悪いと起こるめまい】

症状：船に乗っているようなめまい、食欲低下や倦怠感（からだが重く感じる）などを伴うことが多い

治療のつぼ＝豊隆、陰陵泉、中脘

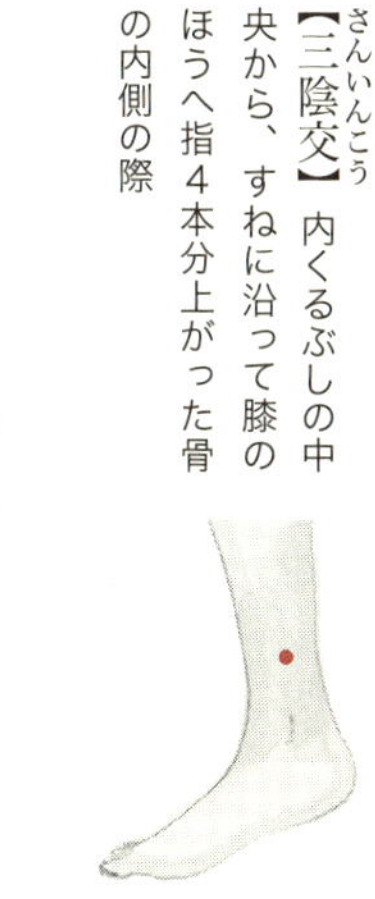

【三陰交（さんいんこう）】内くるぶしの中央から、すねに沿って膝のほうへ指4本分上がった骨の内側の際

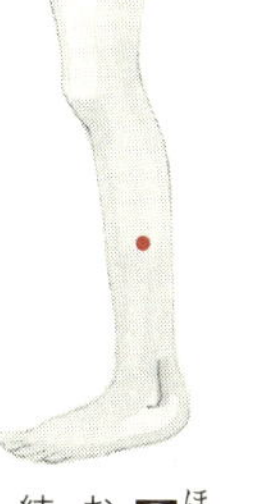

【豊隆（ほうりゅう）】外くるぶしと、膝のお皿の下の外側のくぼみとを結んだ線の中間

【陰陵泉（いんりょうせん）】向こうずねの内側で、内くるぶしからすねに沿って上がっていくと膝の下で指が止まるところ

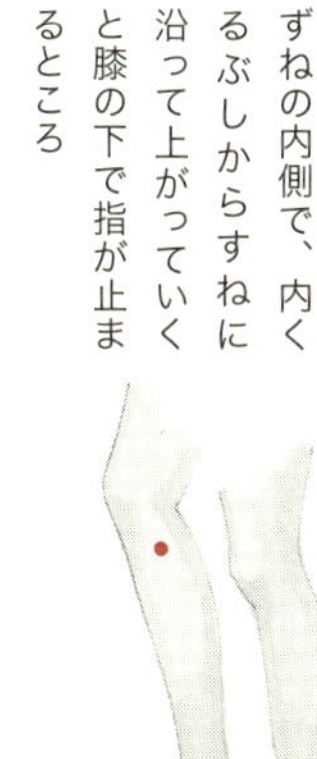

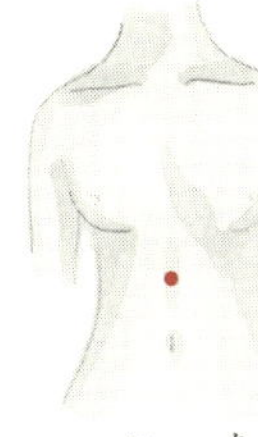

【中脘（ちゅうかん）】へそとみぞおちの中間

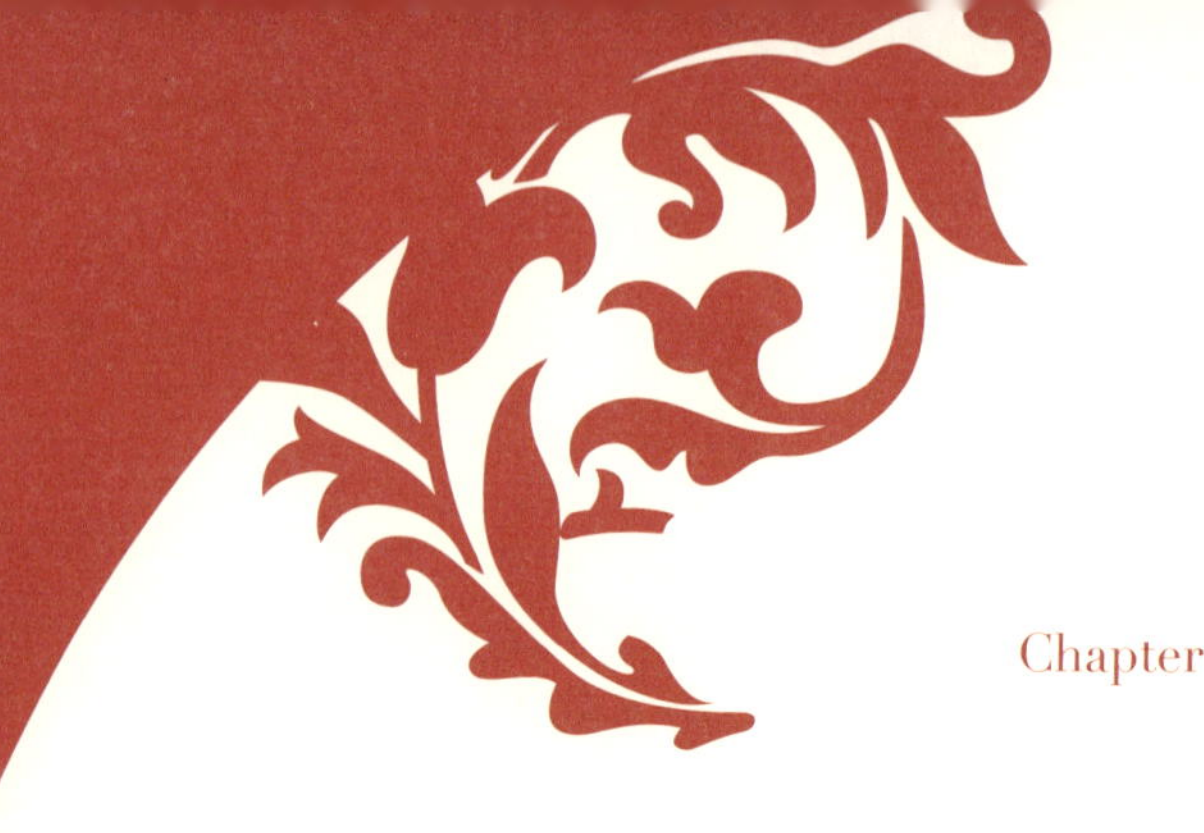

Chapter 8

知っておきたい漢方薬の副作用

かつて、天然の生薬からつくられている漢方薬には副作用はないと考えられていました。しかし、これは明らかな間違いです。漢方薬も西洋薬と同様に人のからだに影響を与える作用を持つ薬物ですので、当然のことながら、期待していない作用としての副作用も併せ持っています。

最終章では、漢方薬を服用した際に起こり得る予期せぬ症状や、飲み合わせに関する注意などを紹介しておきたいと思います。

1 「誤治（ごち）」と「瞑眩（めんげん）」

「副作用のない薬はない」とよくいわれます。どのような薬も、程度の差はあっても有効性など主作用とされるプラスの面と、副作用とされるマイナスの面の両方を持ち合わせており、漢方薬も例外ではありません。

使い方を誤ると効かない

漢方薬の副作用を考える場合も、西洋薬と同様に一定の使用基準に従って薬を服用したかどうかが問題となります。漢方治療では、一般に症状の細かい違いやその人の体質などを見極め、漢方的基準に照らして処方や服薬量を決めます。ですから、その基準に合っていない処方や分量を飲むと、不快な症状があらわれることがあります。これは厳密な意味では副作用とはいえませんが、漢方的基準を理解していない場合は、あらわれた症状を副作用として捉えてしまうことが多いと考えられます。

◆ケース1　体質も病状も間違えてしまった処方

Bさんは76歳の男性。「かぜかな？」と思ったものの、医者嫌いのせいもあり、放置していたそうです。3日ほどして熱っぽさを感じるようになり、市販の総合感冒薬を飲むと胃が荒れると考えて、近くの薬局で葛根湯(かっこんとう)を買い求め服用しました。ところが、かぜの症状がよくなるどころか食欲がなくなり、胃の具合も悪くなってしまい来院しました。

Bさんは見るからに痩せていて、かぜのせいもあってか顔色もよくありません。「先生、葛根湯の副作用で、かぜばかりではなくおなかの調子も悪くなってしまいました」とボソボソ声で訴えかけてきます。

一般に、葛根湯は胃腸が丈夫で血色のよい人に対し、かぜのひき始めに処方します。「ゾクッとしたら葛根湯」というわけです。Bさんの場合、痩せていて血色もよくなく、しかもかぜをこじらせています。これは、最初から漢方的に葛根湯を処方する体質でもないし、症状でもありません。そこで、体力が弱っている人の調子をよくしたい場合に用いる柴胡桂枝乾姜湯（さいこけいしかんきょうとう）を処方。Bさんは間もなく快方に向かいました。

葛根湯を飲んだことで食欲が低下し、胃の具合が悪くなってしまったBさん。はたしてこの症状は、**葛根湯**の副作用によるものなのでしょうか。

そもそも**葛根湯**は、ひと口にかぜといっても、胃腸が丈夫で血色がよい人に対して、かぜのひき始めの悪寒がする時期に用いるもの。Bさんのように痩せて血色の悪い高齢者には向きません。ましてやBさんはすでにかぜをこじらせています。このような場合、**葛根湯**は効果がないばかりではなく、構成成分である**麻黄**（まおう）の影響などで食欲が減退して胃が重くなることもあります。

漢方的な使用の基準からみて間違った使い方をした結果、患者に不利な症状が出た場合を漢方では「誤治（ごち）」といい、厳密な意味での副作用とは区別して考えます。たとえば分量以上の下剤を飲みすぎたことによって下痢になってしまったのは、下剤の副作用とはいいません。それと同じことだと考えるとわかりやすいと思います。

漢方薬特有の「瞑眩（めんげん）」とは

漢方薬を服用したとき、効果があらわれる際に一時的に症状が悪化したり、あるいは予期しない症状が出たりした後、症状が急速に改善へと向かうことがあります。この現象は一種の好転反応のようなもので、漢方では「瞑眩」といいます。

◆ケース2　予期せぬ不正出血の後、症状が改善

Yさんは55歳の主婦。2人の子どもたちは独立したことから、もともと好きだった料理にさらに熱が入ったといいます。それがここ半年ほど、左右の頚部から肩にかけて痛みを感じるくらいのこりを感じるようになり、この3カ月は右上腕がだるくなって、指先までビリビリとしびれるようになりました。

思いあたることは、張り切って手打ちの生パスタ作りをしたこと。力を入れすぎて肩を痛めたのかと思い、近くの整形外科医院にかかったところ、「頚椎が曲がっているからだ」と診断されました。それから牽引療法に通うこと数カ月。しかし一向に症状は改善せず、自分で頚部を温めたり上腕に湿布を貼ったりしましたが症状は変わりません。娘に相談したところ、大学病院の漢方外来にかかってみたらと勧められて来院しました。

小太りのYさんは、疲れやすいというものの、特に冷え性ではなさそうです。そこで私は、Yさんが最もつらいと感じている右上腕の重だるさと

指先のしびれを改善するため、桂枝加朮附湯（けいしかじゅつぶとう）を処方しました。

服用して1週間経ったある日、Yさんに突然、不正性器出血がありました。出血は丸1日、出血量は普通の月経のようだったといいます。驚いたYさんは近くの産婦人科を受診。子宮がんの検査を受けましたが異常はなく、医師からは出血の原因はわからないが様子をみましょうといわれたといいます。

まずはよかった、と胸をなでおろしたYさん。ふと気づくと、それまで何をしても改善しなかった肩こりと頚部の痛み、上腕のだるさや指先のしびれが、うそのように軽くなったといいます。その1週間後に再診したときには、「だいぶ楽になりました」と報告してくれました。私はさらに2週間分、桂枝加朮附湯を処方。するとYさんの症状はほぼなくなりました。

私は、この場合のYさんの不正性器出血は、瞑眩（めんげん）と判断しました。しかしながらこの場合は、服用していた漢方薬と突然の不正性器出血との間に関連があるとは思わなかったYさんが服薬を続けていたために判断できたことでした。実際には医師も患者さんも、予期せぬ異常な反応があらわれるとすぐに有害な副作用と結びつけ、服薬を中止してしまうことが多々あります。

Yさんのほかにも、「気管支喘息を漢方薬で治療しているときに、特に原因もなく突然に鼻出血を生じた後、急に発作が出なくなった」という方もいました。このように、漢方薬の治療ではときに瞑眩という現象がみられることがあります。

誤治(ごち)と瞑眩は、副作用とはいわないのが一般的です。しかし、漢方薬を飲んで症状が悪化したとき、それが副作用なのか誤治なのか瞑眩なのかを明確に区別することは、容易ではありません。予期しない症状があらわれた場合は自己判断せず、その漢方薬を処方した医師や薬剤師にすぐに相談しましょう。

いずれにせよ、漢方薬を処方される患者さんの側も漢方薬のメリットとデメリットという2つの面を十分に理解し、効果を正しく評価する目を養うことが大切です。

2　一般に多い副作用

副作用とは、一般的に「一定の使用基準に従って薬を服用したにもかかわらず、結果的にあらわれた患者に不利な反応」と考えていいでしょう。西洋薬の場合、たとえば花粉症の薬や総合感冒薬を飲むと眠気が出ますが、これは主に抗ヒスタミン薬の副作用です。抗ヒスタミン薬はくしゃみや鼻水を和らげる一方、脳の神経伝達物質の動きにも影響を与えるため、眠くなってしまうのです。

胃の不快感

漢方薬の副作用報告で近年、最も多いのは、胃の不快感など上部消化管の症状です。

麻黄（まおう）、地黄（じおう）、当帰（とうき）、川芎（せんきゅう）、石膏（せっこう）、山梔子（さんしし）、酸棗仁（さんそうにん）、薏苡仁（よくいにん）などを含む処方を用いる場合、胃の不快感や食欲低下、胃もたれ、胃の痛み、胸焼け、悪心、むかつき、嘔吐など上部消化管症状が出ることがあります。

発症するかどうかや症状の程度は個人差が大きいものの、重篤な副作用ではありません。

薬の飲み方で対処する

漢方薬を服用して胃の不快感などの症状がみられたら、服用時間を食前から食後に変更したり、1日3回服用のところを2回にしたり、1回あたりの服用量を減らすなどして対処します。

それでも胃の不快な症状が治まらない場合は、主治医に相談して薬を変えてもらいましょう。

3　生薬のアレルギー反応と考えられる症状

漢方薬に使われている生薬は天然の植物などからできているため、ソバやピーナツを食べるとアレルギー反応を起こす人がいるように、服用することでアレルギー反応が起きることもあります。アレルギーとは、特殊な物質(アレルゲン）が体内に入ることで生じる免疫反応によって、全身的あるいは局所的に障害が起こること。漢方薬に使われている生薬は、すべてアレルギーを引き起こす可能性がありますが、特に**桂枝**(けいし)や**黄芩**(おうごん)などが原因になりやすいといわれています。アレルギー反応は、いつ、どこで発症するかわかりません。ですから漢方薬を服用していて空咳や高熱、息切れなどの症状があらわれたら、すぐにかかりつけ医や薬剤師に相談することが大切です。

皮膚の症状

アレルギー症状として発疹や瘙痒（そうよう）（皮膚にこれといった症状がみられないのに痒みだけがある）、じんましんなどの皮膚症状があらわれることがあります。**桂枝、人参（にんじん）、地黄（じおう）**などの生薬で生じやすい傾向があります。

また、これらの症状は皮膚だけではなく薬剤性の肝障害を併発している場合もありますので、医師に相談しましょう。漢方薬の処方を受けるに際して、アレルギーの既往歴などについて医師にきちんと説明をしておけばある程度は予測が可能です。

肝機能の障害

漢方薬による薬剤性肝障害の発症頻度は、全薬剤性肝障害の0・01〜0・05パーセントとされています。服用後1週間から2週間で発症するものが多く、その大半が一種のアレルギー反応と考えられています。発症のメカニズムは、薬の成分と血液中のタンパク質とが結合し、アレルギーの原因となる物質として認識されると、それに対する抗体がつくられて肝機能に障害を及ぼすというもの。アレルギー反応なので、西洋薬を含めあらゆる生薬が原因となる可能性がありますが、発症するのはその物質に対してアレルギーを持っている人だけです。

薬剤性肝障害の原因になりやすいのは、小柴胡湯（しょうさいことう）や柴苓湯（さいれいとう）、柴朴湯（さいぼくとう）、柴胡（さいこ）桂枝湯（けいしとう）などに配合されている黄芩（おうごん）という生薬です。服用を中止すれば肝機能はすぐに正常に戻りますが、そのタイミングが遅れると肝機能検査の異常とともに倦怠感や黄疸などの症状があらわれることがあります。肝機能を定期的にチェックするようにしましょう。

間質性肺炎

かつて、小柴胡湯を服用したことで間質性肺炎を発症した患者さんのニュースがマスコミで取り上げられ、それまで副作用はないと思われていた漢方薬にも重篤な副作用があると話題になりました。間質性肺炎は肺の組織そのものに炎症が起き、高度の呼吸困難とともに高熱と空咳が続く病気で、早期に適切な処置をしないと死に至ることも少なくありません。今ではニュースで取り上げられたケースも、小柴胡湯に使われている黄芩という生薬による一種のアレルギー反応だと考える人が多いようです。

小柴胡湯は、慢性肝炎による肝機能障害、気管支炎やかぜなどの急性発熱性疾患、急性胃腸障害などに広く用いられるポピュラーな漢方薬です。当時、この漢方薬を服用していた患者さんの10万人に4人の割合で間質性肺炎が起こることがわかりました。そのほとんどが慢性肝炎や肝硬変の患者さんで、しかもその治療薬であるインターフェロンを併用している人に高い割合で発症することが明らかとなりました。その後、インターフェロンとの併用でなくても、肝硬変や肝臓がんの患者さんが小柴胡湯(しょうさいことう)を飲んでいるうちに間質性肺炎で死亡した症例が複数報告されました。報告された死亡例を詳細にみてみると、漢方薬が原因の薬剤性間質性肺炎と断定するには疑わしいものも少なくありませんが、現在ではインターフェロンとの併用だけでなく、肝硬変

生薬の副作用

原因生薬	主な漢方処方	起こり得る副作用
黄芩	小柴胡湯、黄連解毒湯、温清飲	間質性肺炎（咳、高熱、呼吸困難）、肝機能障害、薬疹
麻黄	葛根湯、小青竜湯、麻黄附子細辛湯、麻杏甘石湯	交感神経興奮作用（狭心症の悪化、血圧上昇、動悸、不眠、排尿困難など）
甘草	エキス製剤の7割に配合	偽アルドステロン症（血清カリウム値低下、浮腫、血圧上昇など）
桂枝／人参	葛根湯、黄耆建中湯（桂枝）、六君子湯、補中益気湯（人参）	湿疹、皮膚炎の悪化
大黄／芒硝	大黄甘草湯、麻子仁丸（大黄）、桃核承気湯、防風通聖散（大黄・芒硝）	下痢、腹痛
附子	八味地黄丸、牛車腎気丸、桂枝加朮附子湯、真武湯	中毒症状（動悸、のぼせ、舌のしびれ、悪心など）
地黄／当帰	八味地黄丸、牛車腎気丸（地黄）、当帰芍薬散、加味逍遥散（当帰）	胃腸障害（食欲低下、胃もたれなど）

や肝臓がんの患者および血小板数が1ミリ立方メートルあたり10万個以下の慢性肝炎の患者に対して、小柴胡湯を単独で用いることも禁忌（絶対に用いてはいけないもの）とされています。

命にかかわる薬の場合は、「疑わしきは罰す」が原則。漢方治療の安全性を高め患者さんを守るために、こうした対策がとられているのです。

4 漢方薬と西洋薬の併用について

漢方薬と西洋薬の併用は珍しくなく、ほとんどの場合は問題ありませんが、前述の小柴胡湯とインターフェロンなど、絶対に避けなくてはならない組み合わせも存在します。

特に気をつけたい組み合わせの例を紹介します。ぜひ知っておいてください。

小柴胡湯（しょうさいことう）

小柴胡湯とインターフェロンとの併用は、早期に適切な処置をしないと死亡する場合もある間質性肺炎を生じる危険性を指摘されていることから、絶対に併用してはいけない使用禁忌です。

麻黄（まおう）を含む漢方薬

麻黄の主成分であるエフェドリンは交感神経や中枢神経を興奮させ、不眠、動悸、頻脈、興奮、血圧上昇、発汗過多、排尿障害などがあらわれる可能性があります。そのため、狭心症、心筋梗塞、重症高血圧症、不整脈、高度腎障害、甲状腺機能亢進症などを有する患者さんは、症状を悪化させる可能性があります。特に重篤な不安定狭心症を有する患者さんは用いてはなりません。麻黄はまた、胃もたれなど胃腸障害の原因になることもあります。

麻黄を含む漢方薬との併用には特に慎重を期する西洋薬として、エフェドリンを含有する製剤、モノアミン酸化酵素（ＭＡＯ）阻害剤、甲状腺製剤、カテコールアミン製剤、キサンチン系製剤などがあります。

甘草(かんぞう)を含む漢方薬

多くの漢方薬に配合されている**甘草**には、グリチルリチンという成分が含まれています。グリチルリチンは長期に服用し続けると血液中のカリウム値を下げ、浮腫や脱力をきたすことがあります。肝機能改善薬の中にはグリチルリチンを含む製剤があり、**甘草**と併用することで副作用を起こしやすくなります。また、一部の利尿薬にも血清カリウム値を低下させる副作用がありますので、組み合わせには注意が必要です。

甘草を1日量2・5グラム以上含む漢方薬との併用に注意を要するものには、フロセマイド、エタクリン酸、サイアザイド系利尿薬などがあります。また、**甘草**を1日量2・5グラム未満含有する漢方薬でも、グリチルリチンおよびその塩類を含む製剤との併用は、血清カリウム値の低下、ナトリウムや体液の貯留、浮腫、血圧上昇、体重増加などの症状があらわれやすくなります。

5 妊娠中や授乳中の注意

漢方薬は長い歴史の中で、病人に対する処方を試行錯誤しながら洗練されてきたものです。ですから、からだに害を及ぼすようなものは自然と排除されてきたと考えてよいでしょう。

しかし漢方薬も薬である以上、西洋

注意すべき漢方薬と西洋薬の組み合わせ

組み合わせ	注意点
麻黄×気管支拡張薬 (キサンチン製剤、β2刺激薬など) 麻黄×パーキンソン病治療薬(MAO阻害薬) 麻黄×甲状腺ホルモン製剤(チロキシンなど)	麻黄に含まれるエフェドリンと類似の作用を持つカテコラミンや甲状腺ホルモンにより動悸などが助長される
甘草×グリチルリチン製剤・一部の利尿薬 (フロセマイド、エタクリン酸、サイアザイド系)	血液中のカリウム値が低下することにより、浮腫、血圧上昇、脱力などの症状があらわれる

薬と同じように必ず作用と副作用、すなわちリスクを伴います。妊婦や授乳中の処方については赤ちゃんへの影響を考え、十分に配慮しなければなりません。

私は、妊娠出産に伴うリスクと薬を服用するリスクを患者さんが理解し、医師との合意のうえで、有益性が危険性を上回ると判断できる場合に使用すべきと考えています。

特に気をつけたいのは妊娠初期です。ヒトの重要な器官は妊娠14週ごろまでに形成されますから、原則としてこの期間は漢方薬を用いません。しかし、妊娠悪阻（つわり）やむくみが強い場合、また自然流産を何回か繰り返している場合、かぜをひいたが西洋薬は飲みたくないという場合などには、状況に応じて慎重に用います。

妊娠中期の安定した時期は妊娠初期ほど神経質になる必要はなく、症状に応じて漢方薬を用いてかまいません。瘀血（おけつ）の改善薬である当帰（とうき）と川芎（せんきゅう）が配合された**当帰芍薬散**(とうきしゃくやくさん)は昔から「安胎薬(あんたいやく)」として、妊娠によって起こるさまざまな症状や早流産の予防などに積極的に用いられてきました。

出産後の授乳中には、母乳を介しての影響を検討します。**大黄**(だいおう)が配合された**大黄甘草湯**(だいおうかんぞうとう)や**麻子仁丸**(ましにんがん)は注意が必要です。**大黄**に含まれる下剤成分のアントラキノン類が母乳を介して赤ちゃんの体内に入り、赤ちゃんが下痢することがあるのです。また、**麻黄**(まおう)に含まれるエフェドリンも母乳に移行することが知られていますので、**麻黄**を含む漢方薬を服用していると、授乳中の赤ちゃんが興奮して寝なくなる可能性があります。

以上のように、妊娠中や授乳中に服用できる漢方薬もありますが、服用する前には、必ず専門の医師や薬剤師とよく相談することをお勧めします。

6　漢方薬に含まれるカリウム

腎臓に障害があると、体内のカリウムが十分に尿から排泄されず血液中に蓄積されていきます。カリウムの血中濃度が高くなりすぎると、不整脈が起きたり心臓が止まってしまったりすることもあるため、腎不全や透析中の方にとって、エキス剤に含まれるカリウム量が問題となる場合があります。

通常、漢方薬のエキス剤1日分に含まれるカリウムの量は100ミリグラム以下で、最大でも140ミリグラムをこえることはありません。週に3回、血液透析療法を受ける患者さんのカリウム制限が1日あたり1500ミリグラム程度であることから、一般に大きな影響を与えることはありません。

しかし、多種類の漢方薬を併せて服用する場合には考慮する必要がありますので、医師に相談しましょう。

漢方薬の効果的な飲み方

西洋医学の薬には、たいてい「食後30分以内に水で飲む」と注意書きがあります。では、漢方薬はどのように服用すると効果的なのでしょう。実は、そんなに難しく考える必要はありません。

ここでは、診察室でよく患者さんから受ける質問を例に、漢方薬の飲み方について説明しておきましょう。

Q

質問1

「漢方薬は食前または食間に飲む」といわれますが、食後に飲んでも効かないのですか?

A

漢方薬は一般的に食前(食事をする30分くらい前)、もしくは食間(食事と食事の間)に服用することになっています。つまり、おなかがすいているときに服用するわけです。漢方薬は食べ物と同じように、多くは天然の植物成分からできています。そこで、食べ物と競合しないように空腹時に単独で服用したほうがよいと考えるのです。

でも、神経質になる必要はありません。飲み忘れた場合や空腹時に服用すると胃がもたれるような場合には、食後に服用してもかまいません。

Q

質問2

エキス剤はそのまま飲んでいいのですか？　お湯に溶いて飲んだほうが、よく効くのでしょうか？

A

漢方薬は本来、生薬を土瓶でコトコトと煎じてつくります。それに対してエキス剤は、製薬会社があらかじめ煎じた漢方薬を、さまざまな方法で顆粒化したもの。前者が豆を挽いて入れるコーヒーなら、エキス剤はインスタントコーヒーのようなものです。ですからエキス剤を服用するときには、カップ半分くらいのお湯で溶かして服用するといいでしょう。お湯に溶くことで有効成分が体内に吸収されやすくなり、味や香りなどの相乗効果も期待できます。

でも、外出先や会社などではお湯に溶いて飲むのが難しい……。そんな場合は、顆粒のエキス剤をそのまま服用してください。それでも十分な効果があることは証明されています。どのような方法であっても、漢方薬はとにかく飲み続けることが大切です。

Q

質問3

1日3回飲むことになっている漢方薬。飲み忘れることが多くて2回になってしまいます。

A

漢方薬の効き方には個人差があります。よく効く人は少ない分量でも効果があります。ですから、1日2回の服用でも「効いているな」と思えば、それでかまいません。とはいえ漢方薬も薬ですから、少量では効かなくても、きちんと3回服用することで効果が出る場合もあります。

漢方薬の効果を確かめるには、主治医から指示された分量を守り、服用する必要があります。飲み忘れたら昼食後や就寝前などに服用する方法もありますから、主治医とよく相談してください。

Q

質問4

生後6カ月の子どもに漢方薬を飲ませたいのですが、大丈夫ですか?

A

漢方薬を服用する年齢制限はありません。子どもによく用いられる漢方薬には、夜泣きや疳の虫に効く**抑肝散**（よくかんさん）、胃腸虚弱や腹痛、元気がないときに処方する**小建中湯**（しょうけんちゅうとう）、かぜをひきやすい場合、乳幼児には**小柴胡湯**（しょうさいことう）、小中学生には**柴胡桂枝湯**（さいこけいしとう）などがあります。また、かぜをひいて咳がひどいときには**麻黄湯**（まおうとう）、急性の下痢や嘔吐には**五苓散**（ごれいさん）も、よく処方されます。

漢方薬は、長く服用するとかぜをひきにくい丈夫な体質になります。体重に合わせて服用量を調整する必要がありますので、主治医と相談してください。

Q

質問5

3歳の子どもがなかなか漢方薬を飲んでくれません。どうしたら飲んでくれるでしょうか?

A

「良薬は口に苦し」のたとえもあるように、漢方薬は大人でも味覚的に苦手な人が多いもの。しかし、乳児はまだ味覚が発達していませんから、お湯やミルクに溶いて哺乳びんから飲ませてしまう方法が最も簡単です。

少し味の違いがわかってくる幼児の場合は、ジュースやミルク、ヨーグルトドリンクなどに溶かす、あるいはジャムやゼリーに混ぜる、かき氷にして砂糖やシロップで味つけするなど、子どもの好みそうなもので、比較的味が濃いものや甘いものと一緒に飲ませるとよいようです。

また、最近は漢方薬用の服薬補助薬も市販されているので、試してみるとよいでしょう。

Q

質問6

漢方薬は効果があらわれるまでに時間がかかると聞きました。

A

漢方薬を服用してから効果が出るまでの時間は、処方や症状によって異なります。

たとえば、かぜのひき始めに**葛根湯**（かっこんとう）を飲めば1包か2包で効くはずです。それが1週間経ってから治ったのでは、**葛根湯**の効果とはいえません。一方、加齢に伴う腰痛の場合、**八味地黄丸**（はちみじおうがん）で治療しようとすると効果が出るまで2カ月くらいかかることがあります。また、月経痛は月によって症状に強弱がありますから、漢方薬の効果を判定するには3周期（3カ月）ほどかけて見極める必要があります。下痢や便秘、腹痛などの胃腸症状については、一般的に漢方薬を服用して2週間以内に症状が改善してきます。

Q

質問7

妊娠3カ月です。漢方薬を飲んでも大丈夫ですか？

A

漢方薬は長い歴史の中で多くの病人に対して試行錯誤を繰り返してきたため、からだに害を及ぼすような危険なものは自然に排除されてきたと考えられています（332ページ参照）。昔から妊婦に対しては、妊娠維持のために当帰芍薬散（とうきしゃくやくさん）、つわりには小半夏加茯苓湯（しょうはんげかぶくりょうとう）などがよく用いられてきました。しかし、漢方薬もやはり薬です。漢方薬には催奇形性や流産の危険性など重大なリスクは証明されていませんが、西洋薬と同様に、妊娠中や授乳中に用いる場合には、赤ちゃんへの影響を十分に配慮する必要があります。

ことに重要な器官が形成される妊娠14週ごろまでは、漢方薬といえどもできるだけ服用しないことが原則です。特にトラブルのない妊娠であれば、漢方薬を服用しなくても赤ちゃんは元気に生まれてくるはずだからです。ただし、つわりがひどい場合やかぜをひいたときなど、漢方治療が有用だと考えられる状況もありますから、主治医と相談して服用するようにしましょう。

Q

質問8

漢方薬を飲みたいのですが、現在飲んでいる西洋薬との併用による副作用が心配です。

A

漢方薬と西洋薬は効くメカニズムが違いますから、一般的には併用しても特に心配する必要はありません。ただし、組み合わせによっては副作用が出やすくなったり、効果が弱まったりするものもあります。

特に小柴胡湯(しょうさいことう)とインターフェロンなど、絶対に避けなくてはならない飲み合わせも存在します（329ページ参照）。また、甘草(かんぞう)という生薬を含む漢方薬とある種のループ利尿薬を併用すると、血液中のカリウムの量が減少して、むくんだり血圧が高くなったりすることがあります。漢方薬は、鉄剤と同時に服用すると吸収が悪くなるというデータもあります。貧血などの治療で鉄剤を服用している場合、漢方薬は食前、鉄剤は食後といったように、飲むタイミングをずらせば大丈夫です。

このような組み合わせはいくつかありますので、自己判断せず、必ず薬を処方してくれた主治医と相談してください。

WELCOME!

ようこそ、漢方外来へ

Department of Kampo Medicine,
Tokai University School of Medicine

漢方の診療を受けてみましょう

西洋医学では、医師の考え方に基づいて病変部や検査値の異常などに着目し、血液検査や尿検査をはじめ、レントゲンや超音波、ＣＴなどさまざまな医療機器を駆使して病気を診断します。その結果、たとえば抗菌薬などを用いて、それらの原因となる細菌やウイルスを排除することで治療をします。

一方、漢方の体系ができあがった２０００年も前には、血液検査やレントゲン検査といった検査方法はありません。そこで、漢方では、「四診（望診・聞診・問診・切診）」と呼ばれる方法で診察します。この四診を通して患者さんからなるべく多くの情報を引き出し、それらを結びつけ俯瞰することでその患者さんにふさわしい処方を決めることが漢方治療体系の根幹となっています。

それぞれ簡単に紹介すると、

【望診（ぼうしん）】＝患者さんの容姿や動作、眼光、顔色、皮膚の具合、舌の観察など、視覚による診察。

【聞診（ぶんしん）】＝声の明瞭さ、声の張り、問いかけに対する応答のほか、体臭や息の臭い、排泄物の臭いなど、聴覚と嗅覚による診察。

【問診（もんしん）】＝病歴、自覚症状や訴えを聞き、医師が質問する診察。

【切診（せっしん）】＝からだに触れ、脈をみる「脈診（みゃくしん）」、腹部をみる「腹診（ふくしん）」を主体とする診察。

以上の診察を通して、患者さんが訴える最も不快な自覚症状を中心に据えて病気にアプローチしていきます。

漢方では患者さんのからだに着目し、自然治癒力を高めることによって病気の勢いを弱める、いわば患者さんの訴えに基づくアプローチを重要視します。医師は正しい処方を導き出すために、どのような症状がつらいのか、さらに患者さんの症候を漢方的なパターンで認識するため、一見その症状とは無関係に思われるささいなことまで聞き出そうとします。ですから、患者さんとの会話はとても大切なのです。

大学医学部ならではの漢方治療とは

西洋医学には西洋医学の、漢方には漢方の強みがあります。「プロローグ」でも触れたように、私が診療している東海大学医学部付属病院東洋医学科では、漢方のみならず西洋医学も含めた総合的視点に基づく「日本型統合医療」を実践しています。

Kampo Medicine,

日本の医療制度は漢方を公的医療保険の適用としています。日本の漢方治療の特徴をまとめると、以下のようになるでしょう。

▼西洋医学を学んだ医師と薬剤師だけが漢方治療を実践できる（中国や韓国では、西洋医学と中医学や韓医学などの伝統医学はそれぞれ別の大学で教育され、医師免許も別である）。

▼保険医療制度の中で、西洋医学治療と同時に漢方治療を受けることができる。

▼漢方エキス剤が広く普及している（エキス剤治療も生薬治療も多くは健康保険で取り扱うことができる）。

▼医学教育および薬学教育において学生が卒業までに最低限履修すべき教育内容をまとめた「モデル・コア・カリキュラム（教育内容ガイドライン）」に漢方教育が組み込まれ、全国の医学部と薬学部のすべてで漢方教育が実践されている。

hool of Medicine

▼漢方専門医制度および認定漢方薬剤師制度が確立している（漢方専門医になるには、内科・外科・産婦人科などの西洋医学の基本領域の専門医資格を持っていることが必要条件となる）。

▼病院や医院が外部に向けて「漢方内科」などと表示することが認められている。

漢方治療を取り入れている医療機関は数多くありますが、大学病院における漢方治療は、より高度な専門性を備えた西洋医学と緊密に連携しており、ときには最先端医療の中に組み込まれていることもあります。

東海大学医学部付属病院では、漢方外来とともに鍼灸外来があることが特徴で、この2つが連携することによる東洋医学的な相乗効果が見込めることも強みです。

東海大学医学部付属病院東洋医学科のご案内

東海大学医学部付属病院東洋医学科では、他の西洋医学の診療科と密接に連携して診療を行っているだけではなく、外来を担当する医師はそれぞれが漢方のスペシャリストであるとともに、西洋医学のスペシャリストでもあります。21世紀型の新しい医療として東西両医学を融合させ、一人ひとりに最も合った治療法を選んでいます。

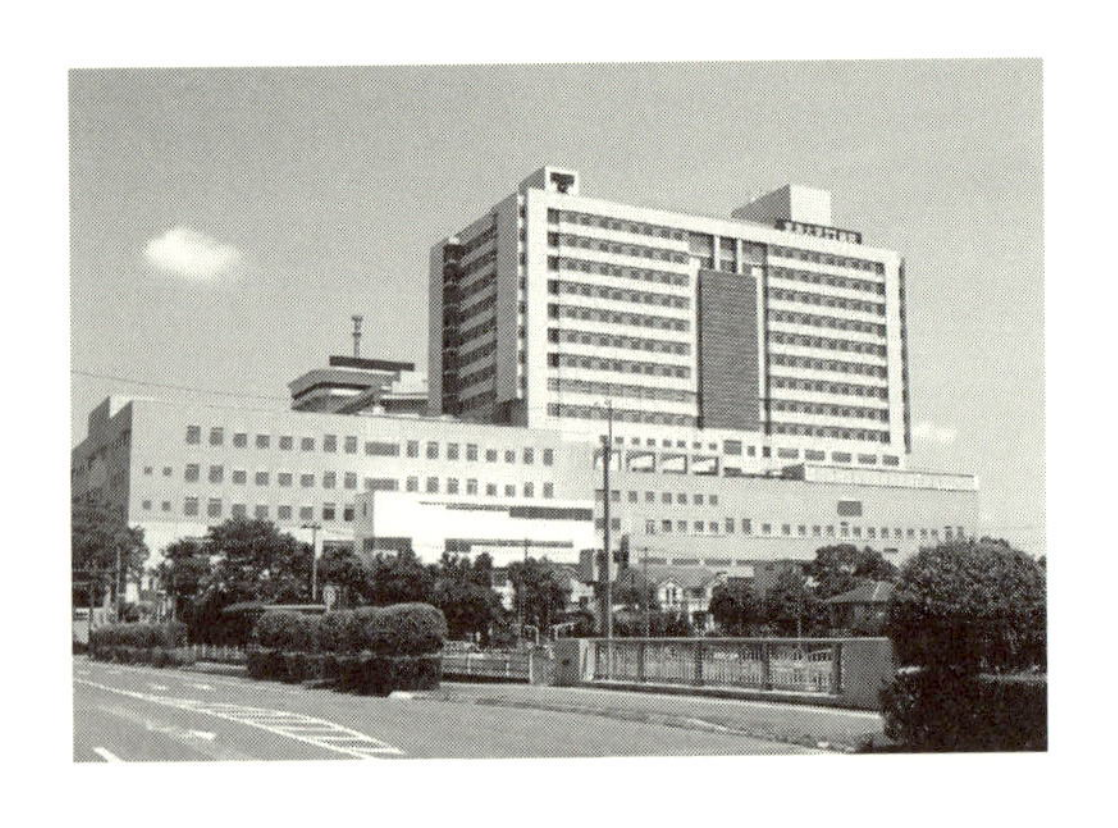

漢方の診察

漢方外来

受付　　　8:00～15:30（予約制）

診療時間　8:00～11:30、13:00～15:30

※保険診療となりますので来院の際は保険証をご持参ください。

※紹介状をご持参ください（紹介状がなくても受診可能ですが特定療養費が加算されます）。

鍼灸の診察

鍼灸外来　第1・3・5週火曜 午後のみ

受付　　　8:00～15:30（予約制）

診療時間　13:30～16:00

※自費診療となります。

※初めに医師の診察をお受けください。

※鍼灸外来の受診を希望された際に鍼灸治療の適応があるかを判断するため、検査を行う場合もあります。あらかじめご了承ください。

詳しくは下記のホームページをご覧いただくか、電話でお問い合わせください。

予約電話の受付時間　14:00～15:30

電話番号（代）　0463-93-1121

第5診療センター受付　（内線 6401）

http://kampo.med.u-tokai.ac.jp/

語句

※頻出のものは、より詳しい説明のあるページを記載

漢方薬・生薬

さ

た

な

は

つぼ

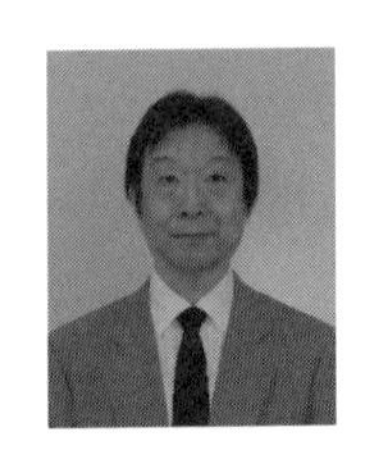

新井　信（あらい・まこと）

１９５８年埼玉県秩父市生まれ。東海大学医学部教授。東北大学薬学部、新潟大学医学部卒業。医学博士。総合内科専門医、漢方専門医、漢方指導医。専門は漢方医学。東京女子医科大学消化器内科、同大学附属東洋医学研究所を経て２００５年から東海大学医学部。早稲田大学、新潟大学医学部、東北大学薬学部などの非常勤講師を兼任。東海大学に着任以来、約50回にわたり季節ごとの健康に関するテーマを漢方と鍼灸の立場からやさしく説明する「漢方教室」を髙士将典鍼灸師と共に開催。これまで延べ３０００人以上が参加している。主な著書に『症例でわかる漢方薬入門』（日中出版）など。

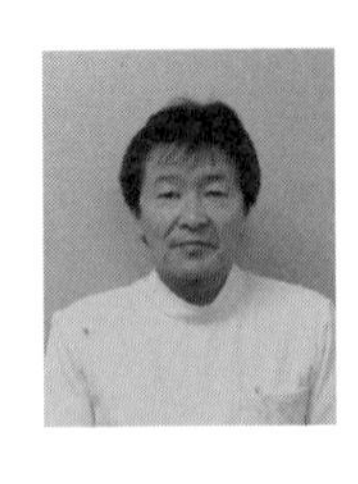

髙士将典（たかし・まさのり）

１９５８年神奈川県川崎市生まれ。昭和薬科大学生物薬学科、東京衛生学園鍼灸マッサージ科卒業。薬剤師、鍼灸師。東海大学医学部付属大磯病院鍼灸治療室。全日本鍼灸学会認定鍼灸師。

この本は、WEBマガジン『かもめの本棚』に連載した「みんなの漢方教室」を加筆してまとめたものです

わが家の漢方百科

2017年4月11日　　第1刷発行

著　者　　新井 信
　　　　　髙士将典（つぼ監修）

発行者　　原田邦彦

発行所　　東海教育研究所
〒160-0023　東京都新宿区西新宿7-4-3　升本ビル
電話 03-3227-3700　ファクス 03-3227-3701
eigyo@tokaiedu.co.jp

発売所　　東海大学出版部
〒259-1292
神奈川県平塚市北金目 4-1-1
東海大学湘南キャンパス内
電話 0463-58-7811

印刷・製本　　新日本印刷株式会社

装丁・本文デザイン　　稲葉奏子、大口ユキエ

編集協力　　齋藤 晋、天野敦子、尾高智子、正岡淑子

ISBN 978-4-486-03901-3　C0077